Daniel Bärlocher
Schmerzen lindern mit Focusing

Meinem Mentor
»Lies aus Erd-Hirn«,
der
Abgründe zeigt,
Ängste zerstreut,
Anerkennung zollt,
Aussergewöhnliches zutraut
und manchmal die Zeit anhält.

Daniel Bärlocher

Schmerzen lindern mit Focusing

Die neue Therapie bei Kopfweh und Migräne

Ratgeber Ehrenwirth

Dieses Buch soll Ihnen helfen, gesund zu leben.
Es kann kein Ersatz für die Untersuchung
und den Rat einer erfahrenen Ärztin oder eines Arztes sein,
insbesondere wenn Sie krank sind.
Suchen Sie deshalb unbedingt
eine Ärztin oder einen Arzt Ihres Vertrauens auf,
wenn Sie das Gefühl haben,
Sie sind nicht gesund.

ISBN 3-431-04021-7

Internet: www.ehrenwirth.de
Redaktionelle Bearbeitung: Manfred Grauer, Fürstenfeldbruck
Umschlag: Zwischenschritt, Rainald Schwarz, München
Umschlagbilder: Getty Images, Deutschland
Abbildungen im Text: zefa
Satz: Blank GmbH, München
Druck: Fotolito Longo, Bozen
Printed in Italy

Inhalt

Geleitwort

Naturwissenschaftliche Medizin

Unsere naturwissenschaftlich begründete Medizin erliegt immer mehr dem alten Aberglauben an die getrennte Existenz von Körper und Seele. Patienten und Publikum sind längst damit infiziert. Bei der Erfassung und Behandlung chronischer Schmerzen ohne entsprechende Körperschäden hat das schwerwiegende Folgen.

Solange nicht sämtliche medizinischen Apparaturen eingesetzt worden sind – und zwar meist mehrmals, wenn auch für die Katz, aber gewiss nicht gratis – , ist es schwierig, für die meisten Ärzte sogar viel zu schwierig, den Patienten ihre Symptome aus der Sprache des Körpers zu übersetzen und ihnen zu zeigen, wie die Schmerzen aus den alltäglichen Überforderungen in Familie, Schule, Beruf und Freizeit entstehen, weil der Mensch seine Grenzen missachtet. In der Regel wären diese Patienten viel »glücklicher«, wenn wir ihnen die grässlichsten Tumoren oder Infektionen als Ursache nachweisen würden.

Alltägliche Überforderung

Aus dieser immer wieder bedrängenden Situation heraus ist eine systematische Zusammenführung des schmerzgeplagten Menschen mit den wichtigsten Sparten seines Erlebens notwendig geworden. Daraus ergibt sich dann ein angemessener Umgang mit den eigenen Funktionen nach innen und nach aussen.

Wenigstens normal soll das Leben mit Schmerzen und Kopfschmerzen werden. Das ist das Ziel der Methode, die *Daniel Bärlocher* mit seinem Kollegen *Rolf Aeberli* in unserer Abteilung für Kopfweh und Schmerz aufgebaut und eingeführt hat. Wenn es gelingt, die Erfahrung aussergewöhnlicher Schmerzen auf der Ebene alltäglicher Erlebnisse zu begreifen, ermöglicht das erst eine rationale Behandlung.

Der Umgang mit sich selbst

Um den Umgang mit dem Schmerz lehren zu können, soll der Umgang mit sich selbst erst einmal überhaupt wahrgenommen werden. Der Zugang zu sich selbst, zum eigenen Körper und zur eigenen Schmerzverarbeitung wird von *Daniel Bärlocher* als gemeinsamer Weg erlebt und vermittelt. Seine Methode geht von der Aufzeichnung dieser Vorgänge als Grafik mit Stichworten aus und richtet sich nach der Technik des so genannten Focusing von *Eugene Gendlin*, einer Weiterentwicklung der klientenzentrierten Gesprächstherapie von *Carl Rogers*.

Daniel Bärlocher hat 1982 sein »Gesellenstück«, die Doktorarbeit, mit einer ethnopsychologischen Studie über das System der Wiedergeburt in der offiziellen tibetischen Religion verfasst. Der Grundsatz, dass auch sehr Aussergewöhnliches eigentlich allgemeinverständlich werden kann, war die Voraussetzung dazu. Dieses *Humani nil a me alienum puto* – ich glaube, dass mir nichts Menschliches fremd ist *(Terenz)* – erleichtert ihm heute das Verständnis und damit die Therapie der Menschen, die zu sehr unter Schmerzen leiden müssen. Dieses Buch

Behandlungsverläufe

ist vor allem eine Sammlung von Berichten vom Verlauf seiner Behandlungen.

Dr. med. Hansruedi Isler, Neurologe,
Präsident der Schweizerischen Kopfwehgesellschaft (1995 – 2001)

Vorwort

Daniel Bärlocher traf ich zum ersten Mal auf dem Achberg in der Nähe des Bodensees. Ich bot dort einen Workshop über die *innere Beziehung in Focusing* an. Er sass in der Nähe, zu meiner Rechten, und mir fiel die aussergewöhnliche Art auf, in der er sich Notizen machte. Die andern schrieben einfach und füllten mit ihren Zeilen die Seiten. *Daniel* aber zeichnete. Er hatte eine Auswahl von Buntstiften dabei. Mit denen schuf er seine erstaunlich aussehenden Kreationen.

Gezeichnete Notizen

Nach einigen Tagen kannte ich ihn gut genug, um ihn fragen zu können, was in aller Welt er denn mit diesen Buntstiften in meinen Vorträgen anfange? Er sah mich an, mit seinem täuschend ruhigen Ausdruck, unter dessen Oberfläche der Schalk funkelte. »*Mind Maps*«, sagte er. Und er zeigte mir eine Seite davon: Da war meine Lektion, umgesetzt in Textblasen und ein Netzwerk von Beziehungen, so lebendig, als ob sie atmen würde und viel faszinierender, als ich sie selber in Erinnerung hatte.

Mind Maps

So ist die Welt, wie *Daniel Bärlocher* sie sieht: total lebendig und interessant ohne Ende. Er betrachtet kaum je etwas in der Art, wie man das üblicherweise tut. Wenn er in der Klinik arbeitet, bietet er diese Qualität auch seinen Patienten an. Für ihn ist jede Person auf faszinierende Weise einzigartig und speziell. Sie alle kommen mit einem eigenen Problem, das es auf individuelle Art zu klären gilt. Und man kann sicher sein, dass er dabei aus den Rastern überlieferter Weisheit ausbrechen wird.

Individuelle Problem-Klärung

Er wird etwas in Frage stellen, nicht der Herausforderung wegen, sondern einfach deshalb, weil er sehen kann, dass der bisher eingeschlagene Weg nicht der einzig mögliche ist. Und so fragt er: Könnten wir das etwas erweitern? Ein paar weitere Möglichkeiten mit einschliessen? Oder vielleicht eine Abkürzung nehmen?

Meinen eigenen Focusing-Ansatz, den ich über nun 15 Jahre hinweg entwickelt habe (in jüngerer Zeit zusammen mit *Barbara McGavin*), nenne ich die *innere Beziehung*. Daniel Bärlocher hat mir geholfen, darin etwas zu sehen, das für mich schwer zu erkennen gewesen war: Diese Art von Focusing hat für Menschen mit körperlichen und seelischen Schmerzen – und im Besonderen für Menschen, die unter Kopfschmerzen leiden – etwas ganz Spezielles zu bieten.

Dem Schmerz eine Stimme geben

Dem Schmerz eine Stimme zu geben und dem zuzuhören, was er zu sagen hat: Das ist ein radikaler Schritt. Damit wird unsere gewöhnliche

Art, an Gefühle und Schmerzen heranzugehen, umgekehrt. Das bringt Erfolge und günstige Entwicklungen mit sich, die weit über die Schmerzfreiheit hinausgehen. In einer fruchtbareren Beziehung mit sich selber zu stehen, ist wesentlich für gute Beziehungen mit anderen, in einer friedvollen Welt.

Ich liebe es, den Geschichten zu lauschen, die *Daniel* erzählt, darüber, wie eine innere Beziehung mit dem Schmerz das Leben von Kopfwehpatienten verändert hat. Ich finde seine Arbeit sehr, sehr wichtig. Ich feiere die Veröffentlichung dieses Buches, das viele erreichen wird, die es brauchen. Möge das Netzwerk sich weiter ausdehnen!

(Übersetzt aus dem Amerikanischen)

Dr. phil. Ann Weiser Cornell,
Focusing-Trainerin, Autorin

»Die wesentlichen Merkmale der Migräne – die mit ihr verbundenen Phänomene und die Art und Weise, wie Patienten sie erleben, ihre Erscheinungsformen und Auslöser, die allgemeinen Möglichkeiten, mit ihr zu leben oder gegen sie anzukämpfen – haben sich in 2000 Jahren nicht verändert. Eine anschauliche und detaillierte Beschreibung all dessen ist also zu keinem Zeitpunkt unwichtig oder überflüssig.«

(*Oliver Sacks*, Neurologe, 1992)

I Einführung

Focusing und Kopfschmerzen: Was Ihnen dieses Buch bieten kann

Kennen Sie Kopfschmerzen am eigenen Leib? Dann ist dieses Buch doppelt attraktiv für Sie: Erfahrene und ganz unterschiedliche Kopfwehpatienten berichten, wie sie ihr Leiden erleben und was ihnen unsere Schmerztherapie bringt. Dabei wird für Sie auch nachvollziehbar, wie Focusing als Methode und Haltung helfen kann. Zu den Schlüsselbegriffen lesen Sie gleich mehr.

Leben mit einem Kopfweh-Patienten

Sind Sie selber gegen Kopfschmerzen gefeit? Und gehören vielleicht zu jenen, die mit einem von Kopfweh Geplagten zusammenleben? Dieses Buch hilft Ihnen zu verstehen, was in solchen Köpfen und Körpern abläuft. Sie bekommen einen neuen oder vertieften Einblick in faszinierende Welten.

Haben Sie beruflich mit Kopfschmerzen zu tun? Hier profitieren Sie von klinischen Erfahrungen aus einer Schmerztherapie, wie sie bisher noch nicht beschrieben wurde. Vergleichen Sie Ihre eigenen therapeutischen Ansätze mit unserem Vorgehen auf der Basis von Focusing!

Leserouten

Sind Sie vor allem an Focusing interessiert? Auf Ihrer Leseroute finden Sie eine Fülle kommentierter Beispiele von angewandtem Focusing. Und weil es um ein physisches Leiden geht, das den ganzen Menschen betrifft, werden die Qualitäten von Focusing besonders deutlich.

Dieses Buch will Sie ermuntern, sich – mit Ihrem Leiden – auf Focusing einzulassen. Es ist kein traditioneller Ratgeber. Es sagt Ihnen nicht, was Sie tun oder lassen sollten, und bietet keine Verhaltenstherapie an. Es versteht sich als anschaulicher »Reiseführer« mit konkreten Vorschlägen und Ideen. Mit ihm können Sie noch während dem Lesen zu experimentieren beginnen. Und so Ihre ganz eigenen Erfahrungen machen.

Haben Sie Lust auf einen Vorgeschmack, verbunden mit einem informativen Überblick? Dann lesen Sie auf Seite 18 weiter. Daran anschliessend finden Sie ein Angebot an Leserouten für unterschiedliche Bedürfnisse.

Eigenständige Unterkapitel

So ist das hier gedacht: Jedes Unterkapitel kann für sich allein gelesen und verstanden werden. In der Art, wie Sie in einer neuen Stadt mal essen gehen oder eine Ausstellung besuchen und es sich dann in einer Bar bequem machen. Und dazu ein Hinweis in eigener Sache: Die regelmässigen Zitate sind Kontraste, Pointen, Referenzen und Fenster in Welten, die für den Autor mit den Themen dieses Buches verbunden sind.

Auf der folgenden Seite sehen Sie ein Beispiel einer so genannten *Mind Map*, einer Art Darstellung von Notizen, die im Buch ab und zu erwähnt wird. Eine Literaturangabe dazu finden Sie auf Seite 102. Die *Mind Map* zeigt Ihnen zudem auf typische Weise, wie Sie sich in diesem Buch orientieren können.

Was Focusing ist und was diese Methode für Menschen mit Kopfweh sinnvoll macht

Der Begriff *Focusing* kommt vom lateinischen Focus, dem Brennpunkt. Gemeint ist hier, dass Sie Ihre Aufmerksamkeit auf den eigenen Körper richten, also *fokussieren*. Dabei können Sie zum Beispiel präzise wahrnehmen, wie es Ihnen gerade geht, wie Sie gestimmt sind und wie Sie sich tatsächlich fühlen.

Kontakt mit sich selbst

Zum einen ist Focusing eine sehr lernbare Methode, mit sich selber in Kontakt zu sein. So wie etwa ein Pilot gewohnt ist, während dem Flug routinemässig seine Maschine zu überprüfen, so können Sie sich eine Überprüfung in eigener Sache, also den Kontakt mit Ihrem Körper und Ihrem Gefühl zu einer aktuellen Situation, vorstellen. Wie das gemacht wird, erfahren Sie in vielen Abschnitten dieses Buches. Wenn Sie jetzt gleich eine detaillierte Anleitung möchten: Lesen Sie »Erfahrungen von Menschen mit chronischem Kopfweh«, Seite 23.

Umgang mit allen Teilen in sich

Zum andern und vor allem ist Focusing eine Haltung sich selber und dem Leben gegenüber. Eine Haltung, die in starkem Kontrast zu dem steht, was die meisten von uns erlernt haben. Focusing lebt zum Beispiel von einer so genannten inneren Beziehung. Das geht viel weiter als das oben angetippte routinemässige Überprüfen des eigenen Zustands. Es meint, dass jemand Umgang pflegt mit allen Teilen in sich. So wie man das in einer Gemeinschaft tut, die zusammenhält.

Zu welcher Lesergruppe zählen Sie sich?

wie Sie sich in diesem Buch orientieren können*

Sie verstehen etwas von Kopfschmerzen und auch von der Focusing-Methode?

Lesen Sie: Auf einen Blick Seite 18 bis 21 und folgen Sie Ihrer Neugierde

Notieren Sie sich Ihre ergiebigste Leseroute aus den Berichten

Sie sind mit Kopfschmerzen und der Focusing-Methode ganz unvertraut?

Lesen Sie die Einführung Seite 12 bis 17

Folgen Sie den Hinweisen in der Einführung

Wählen Sie eine ansprechende Leseroute Seite 22

Sie kennen die Focusing-Methode, wissen aber nicht viel über Kopfschmerzen?

Lesen Sie die Einführung Seite 14 bis 17

Fahren Sie fort mit: Erfahrungen von Menschen mit chronischem Kopfweh Seite 23

Folgen Sie der vierten Leseroute: Seite 22

Sie kennen sich mit Kopfschmerzen aus, aber nicht mit der Focusing-Methode?

Lesen Sie die Einführung: Seite 12 + 14

Fahren Sie fort mit: Erfahrungen von Menschen mit chronischem Kopfweh Seite 23

Blättern Sie zu: Auf einen Blick Seite 18 bis 21 und folgen Sie Ihrer Neugierde

* wenn Sie es nicht von A bis Z lesen möchten

Das bedeutet konsequenterweise auch, dass verhasste, unliebsame oder irritierend kritische Teile nicht in die Wüste geschickt werden oder lieber heute als morgen eliminiert würden. Wenn sie denn schon einmal da sind! Auch von dieser Haltung werden Sie einen Geschmack bekommen. Neugierig? Lesen Sie »In welchem Zustand?«, Seite 92.

Entdeckt und entwickelt wurde Focusing in den sechziger und siebziger Jahren von *Professor Eugene Gendlin* an der Universität Chicago. *Gendlin*, geboren 1926 in Wien und seit 1938 in den USA, ist Philosoph, Psychologe und Psychotherapeut und war Nachfolger von *Carl Rogers*, dem Begründer der klientenzentrierten Gesprächspsychotherapie.

Klientenzentrierte Gesprächspsychotherapie

Focusing ist in der Sicht von *Professor Gendlin* weit mehr als eine Form von Psychotherapie. Ich betone das als Psychotherapeut und ebenso aus der Perspektive sehr vieler Kopfwehkranker. Im Zentrum steht der Aspekt der Haltung von Focusing. Das bedeutet: Mit dem sein, was gerade ist, vom Körperempfinden her und in der erwähnten inneren Beziehung. Das kann gelernt, eingeübt und im Alltag gelebt werden. Darum bezeichnen wir diese Schmerztherapie auch als Training. Ein Training, das jemanden in der persönlichen Schmerzverarbeitung (*Coping* ist der englische Fachausdruck dafür) unterstützt.

»Ist das noch normal?«

! Menschen mit chronischen Kopfschmerzen gelten weit herum als »psychophob«, was meint, dass sie um Psychotherapien einen grossen Bogen machen. Mit guten Gründen, wie aus einigen der Beiträge in diesem Buch zu hören ist. Wenn Sie jahrelang an etwas leiden, das Ihnen heftigste körperliche Schmerzen zufügt und Ihre Lebensqualität mindert, dann wollen Sie nicht hören, dass das »nur psychisch« sei. Und »psychisch« einfach deshalb, weil Forschung und Medizin noch kein Mittel anbieten, das Ihre Kopfschmerzen für immer beseitigen könnte.

»Etwas falsch machen«

Mit dem Etikett »psychisch« oder auch »psychosomatisch« deuten wohlmeinende Zeitgenossen ja oft an, dass mit Ihnen etwas nicht stimmen kann. Dass Sie etwas falsch machen. Oder etwas vermeiden, das Sie tun sollten. Oder sich mit etwas beschäftigen, das Sie besser bleiben liessen. Darauf folgt dann ebenso oft der Hinweis auf eine todsichere Methode, die bei dieser und jenem die Migräne endgültig besiegte. Was wiederum bedeutet, dass Sie selber schuld sind, wenn Sie diese Methode nicht subito in eigener Sache anwenden.

Falls Sie das jedoch tun und Ihre Migräne weiterbesteht, dann haben Sie etwas falsch gemacht oder Sie gehören, je nach Therapie, zu denen, die zu viel Widerstand bieten oder sich sonstwie nicht dafür eignen. Nach jedem Misserfolg ist die ganze Verantwortung wieder bei Ihnen. Ihre Umgebung ist frustriert und hat zunehmend genug von Ihrem Leiden.

Frustrierte Umgebung

Ein Migräniker fasste es so zusammen: Es läuft darauf hinaus, dass ich nicht normal bin. Das ist ein wichtiges Stichwort für die meisten Betroffenen: Niemand kann mir helfen. Niemand nimmt das ernst. Kaum jemand versteht es. In meiner Umgebung will niemand mehr davon hören. Aber für mich ist es das Thema Nummer eins. Ist das noch normal? Bin ich eigentlich noch normal? – Ich kann Ihnen versichern: *Sie sind es.* Finden Sie in diesem Buch Ihre Gleichgesinnten, Menschen mit Kopfweh, mit denen Sie sich ohne weiteres verstehen würden.

Kopfschmerzen und Migräne

Dr. med. Hansruedi Isler, Neurologe und Präsident der Schweizerischen Kopfwehgesellschaft, hat in einem Interview (in: *NZZ-Folio,* 01/96) auch für Nichtmediziner zusammengefasst, was unter Kopfschmerzen zu verstehen ist. Hier ein Ausschnitt daraus:

»Die internationale Klassifikation (der *International Headache Society IHS*) unterscheidet über 160 verschiedene Formen von Kopfweh und Gesichtsschmerzen. Ein grundlegender Unterschied besteht zwischen dem Kopfweh, das *Symptom von Krankheiten* wie Tumoren, Gefässstörungen oder Entzündungen ist, und dem *primären* Kopfweh, wo weder organische Verletzungen noch andere Grundleiden erkennbar sind.

über 160 Formen von Kopfweh und Gesichtsschmerz

Primäres Kopfweh teilen wir wiederum in drei Hauptgruppen ein:

Drei Hauptgruppen

- Das gewöhnliche oder *Spannungstyp-Kopfweh,* wie es etwa Föhnempfindliche erleben, wird im Schädel als beidseitiger Druck empfunden, der sich bei körperlicher Anstrengung nicht verschlimmert.
- Die *Migräne* dagegen ist oft pulsierend und einseitig, sie wird bei Anstrengung schlimmer; der Patient ist während des Anfalls licht- und lärmempfindlich und leidet oft zusätzlich unter Übelkeit und Erbrechen. Der Migräne kann als unmittelbare Vorzeichen auch die Aura vorangehen: Seh- oder Sprachstörungen, Einschlafen von Gliedern und sogar Lähmungen.
- Ausgesprochen qualvoll ist der *Cluster-Kopfschmerz* oder das Graupelkopfweh: Sehr lokal und immer auf der gleichen Schädelseite – etwa

um ein Auge herum oder an der Schläfe – sticht der Schmerz enorm heftig bis zu drei Stunden lang auf sein Opfer ein.

! Kopfweh tritt bei über 90 % der Menschen im Laufe des Lebens auf. Bei der Migräne sind die Statistiken widersprüchlich; dort werden es zwischen 20 und 25 % sein.

Keine Zeiterscheinung

Kopfweh ist überhaupt keine Zeiterscheinung. Schon im alten Ägypten hat *Horus* Isis gebeten, ihm doch wegen des Kopfwehs einen Ersatzkopf zu liefern. Und der Neurologe *Willis* hat vor 300 Jahren in England festgestellt, dass dort Nüchterne und Säufer, Dünne und Vielfrasse, also alle Menschentypen, gelegentlich unter Kopfweh leiden.«

Besonders im Fall der Migräne herrschen jedoch Vorstellungen über deren Ursache, welche die Betroffenen nach erfolglosen einschlägigen Therapien oft verzweifeln lassen. 1995 hat *Professor Dr. med. H.C. Diener*, Neurologische Universitätsklinik Essen, festgehalten: Eine Migräne ist eine biologisch begründete Funktionsstörung des Gehirns. Der Ablauf ist sehr komplex; es sind praktisch alle Anteile des Gehirns darin miteinbezogen.

Komplexer Ablauf

Zwei irrige Ansichten sind im Lichte der heutigen Erkenntnisse mit Sicherheit widerlegt: erstens die Meinung, es handle sich um eine rein psychosomatische Störung, und zweitens die noch viel schlimmere Behauptung, die Migräne habe etwas mit der Halswirbelsäule zu tun. *(Interview in: Headlines, 7th International Headache Congress, Toronto, 1995).*

Zum Begriff Kopfweh

Recht häufig werden Sie in diesem Buch dem Ausdruck Kopfweh begegnen. Das ist hier nur zum kleinsten Teil eine alemannische Eigenart der Sprache. Im Schweizerdeutschen sagt jemand (im jeweiligen lokalen Dialekt) tatsächlich: Ich habe Kopfweh. Oder: Bauchweh. Und man hört andererseits die Klage: Ich habe Schmerzen.

Die *Schweizerische Kopfwehgesellschaft* ihrerseits wählte eben diesen Ausdruck: Weh. Im Bewusstsein, dass Weh ein präziserer Ausdruck für das beschriebene Leiden ist als Schmerz. Weil im Weh, mit dem grösseren semantischen Feld, mehr Platz findet als im viel begrenzteren Schmerz. Denken Sie nur an Heimweh: Wenn Sie zum Beispiel fern von zuhause und Ihren Lieben leiden, so ist das mehr als ein möglicher

Ein grösseres semantisches Feld

physischer Schmerz. Diese Beobachtung trifft auch auf Menschen mit chronischem Kopfweh zu: Neben den eigentlichen Schmerzen erleben sie eine Vielfalt von Ungemach, das ihnen auf seine Weise wehtut.

Von Kopfschmerzen und der Selbstheilungskraft

In den letzten Jahren sind der Begriff Selbstheilungskräfte und das zugehörige Thema mit zunehmender Präsenz in den Medien recht populär geworden. 1994 verbindet etwa der *Der Spiegel* im Artikel »Wundersames Nichts« die Selbstheilungskraft mit den altbekannten, angeblich wirkungslosen Placebopillen. 1996 verbindet das Magazin *Facts* in einem Artikel über Spontanheilungen diese mit Wundern, die jetzt ernsthaft erforscht würden. Tatsächlich: Auch von Seiten der Wissenschaft wird dazu vermehrt veröffentlicht. 1997 erschien zum Beispiel die Studie: *The Placebo Effect. An Interdisciplinary Exploration* (Editor: *Anne Harrington*, Harvard University Press).

Placebos

Aus der Sicht von Focusing ist die Selbstheilungskraft etwas, das uns allen körperlich gegeben ist. *Professor Gendlin* hat einen Satz geprägt, der dafür wie eine Formel stehen kann: *It fills itself in* – zu Deutsch etwa: Ein lebender Organismus ergänzt sich aus sich heraus, holt sich, was er braucht, um ganz zu werden. So, wie ein gebrochener Arm heilt oder ein Schnitt, eine Wunde, wenn sie richtig versorgt werden: Der Körper weiss, was zu geschehen hat. Und das gilt für uns als Organismen wie als Menschen.

Die folgenden zwei Gedanken sind für mich besonders attraktiv, um den Aspekten der Selbstheilungskraft weiter nachzugehen:

- **Du bist nicht in deinem Körper; dein Körper ist in dir.**
  William Brugh Joy, Arzt und Psychotherapeut, USA, 1985.
- **Das Hirn ist in der Seele.**
  Valentin Braitenberg, Mediziner, Professor für theoretische Physik, Direktor am Max-Planck-Institut für Biologische Kybernetik in Tübingen, 1994.

! In manchen der nachfolgenden Berichte und Geschichten können Sie lesen, wie sich die Focusing-Schmerztherapie bei unterschiedlichen Menschen auswirkt. Vergleichen Sie, beobachten Sie, wo Sie gefühlsmässig vertrautes Gelände betreten, und versuchen Sie die eine oder andere Übung selber. Sprechen Sie darüber und über Ihr Kopfweh. Mit Menschen, die etwas davon verstehen!

»Wir sehen die Dinge nicht, wie sie sind,
wir sehen sie so, wie wir sind.«

Anaïs Nin, französische Schrifstellerin (1903–1977)

II Auf einen Blick: Kurzinformation und Anregungen

Die »Sehenswürdigkeiten« dieses Buchs

Ein beschaulicher Reiseführer für die japanische Tempelstadt Kioto hat bei der Gestaltung dieses Abschnitts Pate gestanden. Hier zunächst ein Überblick zu den Sehenswürdigkeiten, im besten Sinn des Worts. Dann einige Vorschläge zu Leserouten. Gemeint ist auch das: Sie brauchen keine Reihenfolge einzuhalten. Vielleicht fällt Ihnen auf, dass Sie sich hier und da heimisch fühlen oder wohl fühlen. Verweilen Sie da ein wenig!

Die Besonderheiten des Buches kompakt: Worum es in den Berichten geht und was das für Sie bringen kann

Persönliche Schwerpunkte

1. **Erfahrungen von Menschen mit Chronischem Kopfweh.** Hier ist ein Fragebogen, der Ihnen ausgefüllt vielleicht neue Hinweise gibt. Finden Sie in der Art des Focusing heraus, wo die Schwerpunkte für Sie liegen: beim Spezialisten, beim Schicksal, bei Ihnen selbst? Und was wäre Ihr ideales Gleichgewicht dabei? Seite 23

In Worte und Bilder fassen

2. **Erleben, Beschreiben, Verstehen.** Das Kopfwehleiden in eigene Worte und Bilder fassen, die stimmen. Eine Sprache finden, die vom persönlichen Körper-Erleben her kommt. Ein Verständnis aufbauen, in dem auch widerstrebende und unangenehme Gefühle Platz haben. Hier ist ein Erfolgsbericht dazu. Seite 27

3. **Strudel in Sicht.** Stellen Sie sich vor, was für ein Bild Sie sich von Ihren Kopfschmerzen machen. Etwa dieses: Das fühlt sich an wie ein Keil, der mir in den Schädel getrieben wurde. Hier lesen Sie, wie es ausschaut, wenn jemand im eigenen Körper, von innen her, an diese Stelle guckt. Und wie man das macht. Seite 30

Mitbeteiligung?

4. **Buch führen, forschen, Erfahrungen sammeln.** Es ist eine wichtige Frage, ob Sie sich Ihren Kopfschmerzen hilflos ausgeliefert fühlen oder ob Sie den Eindruck haben, da irgendwie mitbeteiligt zu sein. Hier sind Berichte fruchtbarer Nachforschungen. Mit der Einsicht in Ihre Kopfwehattacken wächst Ihre Autonomie. Seite 33

5. Von guten Zeiten jetzt. Wenn Sie bereits einen so genannten Kopfschmerzkalender führen: Hier die Anregung zur Erweiterung um Ihre geniesserischen Tage. So finden Sie mehr über Ihre ganz persönliche »Wetterlage« heraus. Nach einer gewissen Zeit verändert sich damit Ihre Sicht des Kopfwehs. Seite 37

Kopfschmerzkalender

6. Selbstwahrnehmung im Alltag? Von Spitzenwerten und nichts Besonderem. Von Schmerzgrenzen und unnötigem Aushalten. Vom Wahrnehmungstraining über den Körper, auch im Hinblick auf ein Frühwarnsystem. Was ist, liegt für Sie noch in der Norm? Und an was spüren Sie Veränderungen? Seite 39

Frühwarnsystem

7. Die körperliche Liebe. Falls Sie selber unter Kopfschmerzen leiden: Wie erleben Sie Ihren übrigen Körper? Was trennt Sie von ihm, was verbindet Sie mit ihm? Wie viel halten Sie im Alltag auch körperlich aus? Und wo liegt Ihre Schmerzgrenze, wenn Ihr Kopf gerade nicht wehtut? Verfügen Sie über ein persönliches Frühwarnsystem? Seite 42

8. Auf der Fährte bleiben: Die Wohlfühl-Spur. Menschen mit chronischem Kopfweh spüren oft ausser ihrem Kopf fast gar nichts anderes mehr. Hier wird berichtet, wie Sie sich wieder als ganze Person erleben können. Trotz eventuell gleichbleibender Schmerzen. Ihr Körper weiss immer, was ihm behagt und was nicht. Seite 45

Als ganze Person erleben

9. Was alles zu vermeiden wäre! Sie wären Ihre Kopfschmerzen los, wenn Sie nur... Von wohlbekannten Ratschlägen, die für viele einfach nicht funktionieren. Was bleibt Ihnen übrig, wenn es Ihnen nicht möglich ist, Ihr ganzes Leben umzukrempeln? Ein Beispielbericht und eine Anregung im Sinne des Focusing. Seite 48

Die Sache mit den Ratschlägen

10. Die Bitte um einen Grund im Körper. Die Erfahrung, wie undankbar dieses Leiden ist: Von aussen ist praktisch nichts zu sehen, und im Körper wird von der Medizin nichts gefunden. Dafür bekommt man von allen Seiten Ratschläge und Angebote zuhauf. Nichts hilft. Selber schuld? Nein: selber wahrnehmen. Seite 52

11. Schmerzen erleben. Kopfschmerzen kann man vielleicht aushalten. Doch es gibt auch eine persönliche Schmerzgrenze. Die Beschreibung einer Reise durch eine Migräneattacke. Was sich körperlich tut und wie sich die Stimmung verändert. Von der Selbstwahrnehmung und der Wahrnehmung der Umgebung. Seite 55

Durch die Migräneattacke reisen

12. Wo ein Medikament hinfällt. Körper und Psyche sind so innig miteinander verbunden, dass eine getrennte Behandlung weder sinnvoll noch wirklich möglich ist. Das bezeugen auch die Einnahme und die Wirkung von Medikamenten. Warum hilft Ihnen zum Beispiel Ihr vertrautes Schmerzmittel? Was braucht es von Ihnen? Seite 58

Bewusste Schmerzmitteleinnahme

13. Medizinritual. Wie jemand Anfallsmittel bei Kopfschmerzen üblicherweise einnimmt. Zum Beispiel mit sehr gemischten Gefühlen. Und ebenso nebenbei wie das Glas Wasser. Was kann sich verändern, wenn Sie hier bewusst vorgehen? Wenn Sie sich Zeit nehmen, Ihr Medikament durch den Körper zu begleiten? Seite 62

Eine persönliche Freizone

14. Zur Geografie der Schmerzfreiheit. Es gibt tatsächlich Orte, wo ein individuelles Kopfweh keine Chance hat. Doch das sind magische Kraftplätze für Einzelne. Trotzdem mag es Sie reizen, darüber zu lesen. Falls Sie unter Kopfschmerzen leiden: Was für Eigenheiten müsste denn Ihre persönliche Freizone aufweisen? Seite 64

Kopfweh als Teil einer Erkenntnis

15. Was in der Luft liegt. Wie Kopfschmerzen Teil eines grossen Ganzen sind. Allein betrachtet, tun sie nur weh und bleiben stumm. Doch als Teil der Körpererfahrung gesehen, als Teil auch der eigenen Person, der Herkunft und der Erinnerungen, werden sie auf einmal deutlich. Das Kopfweh wird Teil einer Erkenntnis. Seite 67

16. Wie der Körper weiss. Da gibt es ein konkretes Problem, um das die Gedanken quälend kreisen. Die Kopfschmerzen begleiten das Ganze mit zunehmender Heftigkeit. Der Verstand gibt auf, doch der Kopf lässt nicht locker. Denn der Körper hat ein präzises Gefühl zu diesem Thema. Damit in Kontakt zu kommen, bringt Antworten. Seite 70

17. Wie angerufen! Wenn zwischen einem Ereignis und einer gleichzeitigen Kopfschmerzattacke keinerlei Verbindung ersichtlich ist. Und einem der Kopfschmerz dadurch nicht mehr geheuer ist. Dann wird es sinnvoll, das »grössere Bild« zu betrachten. Bis der gesuchte Sinn in diesem weiteren Zusammenhang zum Vorschein kommt. Seite 73

Standortbestimmung

18. Katz und Hund. Vom Kontakt zu sich selber, zu Körpergefühlen und Stimmungen. Wie diese Art Kontakt auch trainiert werden kann, beschreiben die beiden Berichte: Dank der Beziehung zu einem Haustier wird es auf einfache Weise möglich, beliebig oft eine aufschlussreiche Standortbestimmung in eigener Sache vorzunehmen. Seite 76

19. **Verbündete.** Chronifiziert eine Migräne, mutiert sie also zu einem alltäglichen Ereignis, dann wird sie normalerweise als Eindringling und Feindin erlebt. Kann man das überhaupt anders sehen? Wie eine Migräne nach und nach zur »unerbittlichen Verbündeten« wird, erzählt dieser Bericht. Seite 79

20. **Debriefing: Eigenes Erschrecken erkennen und mitteilen.** Über Belastungen sprechen. Es gibt Situationen und Vorfälle, die als lebensbedrohlich wahrgenommen werden. Und äusserlich gesehen keine Spuren hinterlassen, wie ein Überholmanöver auf der Autobahn. Auch Kopfschmerzen hängen sich da gerne dran. Erzählen und verstanden werden sind lebenswichtig. Seite 82

21. **Zwischenräume und Grenzen.** Wenn für Ihre Kopfschmerzen alles zu kurz greift. Wenn Ihre Lebensqualität auch ohne Kopfweh massiv beeinträchtigt ist. Wenn in Ihrem Leben mehr fehlt, als Sie ertragen können. Das Beispiel einer Verzweiflung, die nach mehr verlangt, als Therapie und Medikamente bieten. Seite 85

Verzweiflung

22. **Ausser Kontrolle.** Kopfschmerzen halten manche Menschen so sehr in ihrem Griff, dass alles aussichtslos erscheint. Das Kopfweh und der eigene Lebensstil sind auf Kollisionskurs. Ein anderer Alltag ist nicht einmal denkbar, doch genau daran machen sich die Schmerzen fest. Wer mag davon noch hören? Seite 88

23. **In welchem Zustand?** Für manche Menschen ist das Kopfweh wie ein Kennzeichen, das ihnen signalisiert: Ich lebe in einer schmerzlichen Zwischenwelt. Nichts scheint so zu sein wie für die andern, in ihrer Normalwelt. Und neben den Kopfschmerzen gibt es noch viel anderes auszuhalten. Was brauchen Sie? Seite 93

24. **Wenigstens normal!** Für gewisse Menschen stehen die Kopfschmerzen auch in Verbindung mit einer anderen Art von Wahrnehmung. Sie erleben sich selbst und ihre Umgebung auf eine Weise, die oft nicht verstanden wird. Was das konkret bedeuten kann, zeigen die drei Berichte hier. Seite 96

Anders wahrnehmen

Vorschläge zu Leserouten: Eine Themenspur verfolgen

(Die Zahlen beziehen sich auf die Unterkapitel in Teil III: Angewandtes Focusing)

1: Die **Minimal-Art**-Route: 1 und 2
Wenn Sie schnell zur Sache kommen wollen: Erlebte Kopfschmerzen einordnen. Auf Focusing-Art.

2: Die **Basis**-Route: 1, 2, 4, 5, 8, 12, 17 und 19
Wenn Sie an Einzelheiten einer inneren Beziehung zum Kopfweh interessiert sind. Erfahrungsberichte und Übungen.

3: Die **Do-it-yourself**-Route: 6, 8, 13, 16 und 18
Wenn Sie sich sofort etwas Gutes tun wollen: Beispiele und konkrete Focusing-Anleitungen.

4: Die **Exotica**-Route: 3, 7, 10, 14, 15 und 24
Wenn Sie neugierig sind, die grössere Landkarte des Kopfwehs zu erforschen: Ausschnitte und Nahaufnahmen.

5: Die Route **zum grösseren Bild**: 9, 21, 22 und 23
Wenn sich nichts zu ändern scheint: Was Focusing hier bieten kann. Berichte aus erster Hand.

6: Die **persönliche Favorita**-Route:
Nach Ihrer Lektüre: Ihre Lieblingsplätze. Geschichten und Übungen, die Ihnen passen. Wo möchten Sie weiterforschen?

»Wir schreiben für Klienten und Therapeuten
gleichermassen aus der Überzeugung heraus,
dass es keine Geheimnisse zu geben braucht.
Je mehr wir als Klienten über die Therapie wissen,
desto besser können wir uns mit unseren Therapeuten
verbünden, um heilendes Wachstum zu fördern.
Je mehr wir als Therapeuten wissen,
desto besser ausgerüstet sind wir,
unsere Klienten darin zu unterstützen,
das Maximum aus ihren therapeutischen Möglichkeiten
herauszuholen.«

(*Greg Johanson* und *Ron Kurtz*:
Sanfte Stärke. Heilung im Geiste des Tao-te-king, 1993)

III Angewandtes Focusing: Vom Umgang mit Kopfweh, dem Schmerz und sich selber

Teil A Kennen lernen und Kontakt aufnehmen

Wie Sie Ihre Kopfschmerzen aus ungewohnten Perspektiven erleben können und sich dabei selber deutlicher wahrnehmen

1. *Erfahrungen von Menschen mit chronischem Kopfweh*

Kopfweh-spezifische Kontrollüberzeugungen

Hier der gelegentlich erwähnte Fragebogen mit den so genannten kopfwehspezifischen Kontrollüberzeugungen (*The Headache-Specific Locus of Control Scale, Martin, N.J.*, et al. in: *Headache*, Oktober 1990 – deutsche Übersetzung durch den Autor): Zu Beginn der Schmerztherapie und am Ende der 12 Sitzungen, in der Regel nach 12 bis 16 Wochen, kreuzen unsere Kopfwehpatienten jene Aussagen an, mit denen sie übereinstimmen.

Im Rahmen eines wissenschaftlichen Projekts, das die Schmerztherapie am Universitätsspital Zürich begleitet, werden allfällige Abweichungen untersucht. Im Unterschied zum Fragebogen, den wir dort vorlegen, sind hier die Aussagen unter ihren ursprünglich angeführten, zugehörigen Rubriken wiedergegeben. Falls Sie selbst unter Kopfschmerzen leiden: Am Ende der Liste findet sich eine angeleitete Übung, wie Sie dazu Ihr eigenes, momentanes Profil in der Art des Focusing erstellen können.

A Kontrolle bei den Gesundheitsspezialisten

1. Die ärztlich verordneten Medikamente einzunehmen, ist für mich die sicherste Art, keine Kopfschmerzen zu bekommen.
2. Gesundheitsspezialisten verhindern, dass ich Kopfschmerzen bekomme.
3. Meine Kopfwehattacken können weniger schlimm sein, wenn sich medizinische Profis richtig um mich kümmern.
4. Normalerweise erhole ich mich von einer Kopfwehattacke, wenn ich die richtige medizinische Hilfe erhalte.
5. Regelmässige Arztkonsultationen sind für mich der beste Weg, meine Kopfschmerzen unter Kontrolle zu halten.
6. Die Behandlung meines Arztes/meiner Ärztin kann mein Kopfweh lindern.
7. Wenn ich nicht die richtigen Medikamente habe, werden meine Kopfwehattacken zum Problem.
8. Nur mein Arzt/meine Ärztin kann mich anleiten, wie meine Kopfschmerzen zu verhindern sind.
9. Wenn ich Kopfschmerzen habe, sollte ich einen Arzt/eine Ärztin aufsuchen.
10. Wenn mein Arzt/meine Ärztin einen Fehler macht, muss ich mit Kopfschmerzen darunter leiden.
11. Meinen Arzt/meine Ärztin allein schon zu sehen, hilft meinem Kopfweh.

B Kontrolle bei sich selber

12. Wenn ich mir selber zu viel Druck mache, bekomme ich Kopfschmerzen.
13. Wenn ich mich nicht nerve oder zu sehr stresse, kann ich viele Kopfwehattacken verhindern.
14. Wenn ich mir Sorgen mache oder über etwas nachgrüble, bekomme ich eher Kopfschmerzen als sonst.
15. Ob ich Kopfschmerzen habe oder nicht, wird von meinen Handlungen beeinflusst.
16. Meine Kopfschmerzen sind schlimmer, wenn ich unter Stress stehe.
17. Wenn ich mich daran erinnere, mich zu entspannen, kann ich einige meiner Kopfwehattacken vermeiden.
18. Einige meiner Kopfwehattacken kann ich verhindern, indem ich gewisse stressige Situationen meide.
19. Einige meiner Kopfwehattacken kann ich verhindern, wenn ich mich nicht gross aufrege über etwas.

20. Für einige meiner Kopfwehattacken bin ich wirklich selber verantwortlich.
21. Wenn ich nicht genügend auf mich selber geachtet habe, sind Kopfschmerzen wahrscheinlich.
22. Meine Kopfschmerzen sind manchmal schlimmer, weil ich übermässig geschäftig bin.

C Kontrolle schicksalhaft

23. Wenn ich Kopfschmerzen habe, kann ich nichts tun, um sie irgendwie zu beeinflussen.
24. Meine Kopfwehattacken sind völlig ausser Kontrolle.
25. Sehr wahrscheinlich bekomme ich Kopfschmerzen ganz unabhängig von dem, was ich tue.
26. Oft habe ich das Gefühl, dass ich immer weiter Kopfschmerzen haben werde, ganz egal wie ich mich verhalte.
27. Ich bin meinen Kopfwehattacken total ausgeliefert.
28. Egal was ich mache: Wenn eine Attacke im Anzug ist, werde ich auf jeden Fall Kopfschmerzen haben.
29. Es ist eine reine Glückssache, wenn ich einmal einen Monat lang keine Kopfschmerzen habe.
30. Das Schicksal entscheidet, ob ich Kopfschmerzen kriege oder nicht.
31. Wenn ich Kopfschmerzen kriege, muss ich der Natur einfach ihren Lauf lassen.
32. Wie bald ich mich von Kopfschmerzen erhole, ist grossenteils eine Glückssache.
33. Wenn ich keine Kopfschmerzen bekomme, habe ich weitgehend einfach Glück gehabt.

Wenn Sie mit eigenen Kopfschmerzen vertraut sind, können Sie an dieser Stelle eine Standortbestimmung in eigener Sache vornehmen. Und wenn es Sie reizt, Ihren persönlichen Pfad durch die 33 Aussagen in Verbindung mit der Focusing-Methode zu finden: Hier ist eine Anleitung:

Der persönliche Pfad

Machen Sie es sich bequem, mit allem, was für Sie dazu gehört. Nutzen Sie die Wahrnehmung Ihrer Körpersinne und sorgen Sie so weit wie möglich dafür, dass Sie in einem momentanen Wohlbehagen sind. Sie können das sehr wirkungsvoll über die folgenden zehn Stationen tun:

1. *Berührung:* Sitzen Sie behaglich?
2. *Ohren:* Ist die Geräuschkulisse oder Stille förderlich?
3. *Nase:* Haben Sie die Atemluft, die Ihnen gerade gut tut?
4. *Augen:* Sind die Lichtverhältnisse angenehm für Sie?
5. *Mund:* Eher trocken oder angenehm feucht?
6. *Wärme:* Ist Ihrem Körper wohl mit der Temperatur?
7. *Wohlbehagen:* Sind Sie in einem Zustand, in einer Stimmung, die Ihren nächsten Schritt unterstützen?
8. *Wünsche:* Gibt es gerade Impulse oder Wünsche, die noch vor dieser Standortbestimmung befriedigt werden sollten?
9. *Zusammenziehen oder ausdehnen:* Hält es Sie auf stimmige Weise da, wo Sie gerade sitzen?
10. *Zentrum Ihrer Energie:* Wo in Ihrem Körper ist Ihnen gerade am wohlsten?

Wahrnehmung in der Körpermitte

Verändern Sie, was immer nötig und machbar ist. Kommen Sie dann mit Ihrer bewussten Wahrnehmung in die Körpermitte, den Bereich zwischen Hals, Brust, Bauch und Unterleib. Verweilen Sie da, bis Sie sich deutlich spüren, ganz unabhängig davon, ob Sie dieses Spüren mit Worten beschreiben könnten oder nicht. Behalten Sie nun die Verbindung zu diesem Körpergefühl aufrecht, während Sie die Aussagen lesen.

Jedes Mal, nachdem Sie sich eine dieser Überzeugungen zu Gemüte geführt haben, lassen Sie Ihren Körper darauf reagieren. Sie tun das über die Verbindung zu Ihrem Körpergefühl. Lesen Sie also eine Aussage und fragen Sie nach innen: *Zustimmung oder Ablehnung?* Ihr Körper wird auf seine Weise deutlich mit einer Art *ja oder nein* antworten. Im Fall einer Zustimmung markieren Sie die entsprechende Aussage.

Ihr Verstand wird in diesem Verfahren selbstverständlich mitreden. Betrachten Sie das als einen laufenden Kommentar zu Ihrer inneren Wahrnehmung – so wie man es vom Fernsehen her kennt, wenn die Kommentarzeile mit dem Hinweis auf den späteren Beginn des Krimis immer wieder über das Bild der Schlussrunde des Tennismatch läuft. Sie nehmen also beides zur Kenntnis, geben jedoch der Antwort aus Ihrer Körpermitte den Vorrang – falls diese vom Kommentar abweicht.

Wenn Sie die Liste durch sind, kehren Sie noch einmal mit der ganzen Aufmerksamkeit in Ihren Körper zurück. Wie fühlen Sie sich jetzt? Beschliessen Sie die Übung und den damit verbundenen Besuch bei sich selbst mit einem passenden Abschiedsritual. Das kann ein Sich-Strecken-und-Recken sein oder was immer Sie sonst tun, wenn Sie bewusst von einem zu etwas anderem wechseln.

Abschieds-ritual

Diese Übung und ähnliche simple Ja/Nein-Auswahlverfahren eignen sich prima, um den Unterschied zwischen einer Antwort aus dem Körperempfinden und einer Antwort aus dem überlegten Denken deutlich zu machen. Betrachten Sie Ihr vorläufiges Ergebnis. Die Anzahl der angekreuzten Aussagen ist dabei unwichtig. Und wie gesagt: Ihre Wahrnehmung ist hier von Bedeutung und nicht Ihre Fähigkeit, diese Wahrnehmung zu beschreiben oder zu begründen.

»Jedes Schulmädchen kann *Shakespeare* oder *Keats* für
sich sprechen lassen, wenn es sich verliebt,
doch wenn ein Kranker einem Arzt
die Schmerzen in seinem Kopf beschreiben will,
lässt ihn die Sprache im Stich.«

(*Virginia Woolf*, 1882–1941: übers Kranksein)

2. Erleben, beschreiben, verstehen: Die ganz persönliche Sicht

Die 23 Jahre alte Studentin kennt Kopfweh, seit sie 17 ist, und leidet zunehmend darunter. Verschiedene Therapien, medikamentöse und alternative, haben ihr nicht geholfen. Die ärztliche Diagnose lautet chronifizierte Migräne ohne Aura sowie chronische Spannungstyp-Kopfschmerzen. Etwa an 20 Tagen im Monat herrscht das Kopfweh der einen oder anderen Art.

! Der Bericht der jungen Frau zeigt zum einen, wie sinnvoll es ist, ein Leiden so deutlich wie nur möglich zu verstehen, in eigene Worte und Bilder zu fassen. Und er zeigt zum andern, dass eine solche Beschreibung vom Körper her kommen muss, aus dem eigenen physischen und emotionalen Erleben. Dank diesem Kontakt, dieser Beziehung zu sich kann eine Einsicht tatsächlich etwas zum Guten verändern.

Die Basismedikation

Diese so genannte Basismedikation, die mir der Arzt verschrieben hat: Ich hasse die Medizin! Jeden Abend muss ich 30 Tropfen zu mir nehmen, in Wasser aufgelöst. Bis heute spüre ich nichts davon, die Wirkung soll erst in einigen Wochen eintreten. Was denn daran so schlimm ist für mich? Okay, ich handle das mal über die Sinne ab.

Das Erste betrifft den Geschmack. Ganz kurz schmeckt die Flüssigkeit wie Karamel – aber dann verbreitet sich eine ekelhafte Bitterkeit im Mund. Was für ein scheusslicher Nachgeschmack!

Das Zweite betrifft den Geruch. Die Tropfen riechen nach Hustensaft. Und zwar nach einem grauenvollen Hustensaft, vor dem mir als Kind jeden Winter übel wurde. Immer wenn ich hustete, und das tat ich oft in der kalten Zeit in den Bergen, wurde mir dieser Saft eingeflösst. Wenn ich den nur schon roch, musste ich mich fast übergeben. Und diese Tropfen erinnern mich genau daran.

Das Dritte ist die Farbe. Die Flüssigkeit ist dunkelbraun und wird, mit Wasser verdünnt, gelblich. Es ist ein Gelb, das mich jedes Mal an die Lebertrankapseln denken lässt, die ich während der Schulzeit ab Neujahr schlucken musste. Eine ganz unangenehme Sache; die Dinger waren irgendwie zu gross für mich, ich brachte sie kaum runter. Einmal ist mir eine im Hals kleben geblieben, es war unerträglich. Und diese Kopfwehmedizin sieht exakt so gelb aus!

Das Vierte ist das Fläschchen mit dem Tropfeinsatz. Es ist bestimmt das gleiche Modell wie jenes, das die Ohrentropfen enthielt, damals, als ich ein Loch im Trommelfell hatte. Gegen die fürchterlichen Schmerzen wurde mir aus einem solchen Tropfer Medizin ins Ohr geträufelt. Auch das kommt mir jetzt jeden Abend in den Sinn, wenn ich das Ding benutze.

(Sie muss lachen.) Das ist eine geballte Ladung, klar. Blöde Zufälle. Die gute Medizin hat eben Pech bei mir, mit meiner Vorgeschichte! Ich werde versuchen, die Sache etwas cooler zu nehmen.

Erleben über die Körpersinne

Es zeigte sich später, dass ihr das mit Erfolg gelang. Und weil für sie das Erleben über ihre Körpersinne so sinnvoll war, versuchten wir das auch zur Erforschung ihres Kopfwehs zu nutzen.

Wenn ich mich frage, wie es mir geht, dann überprüfe ich als Erstes den Kopf. Nur wenn dort Ruhe ist, »scanne« ich durch den ganzen Körper. Meistens aber spüre ich eine Spannung, einen Druck im Nacken. Das gibt mir ein Gefühl der Eingeschränktheit im Bereich der Beweglichkeit. Körperlich gesehen kann ich zwar alle Bewegungen mit dem Nacken ausführen – aber gleichzeitig bemerke ich die Verspannung.

Verspannung

Das passt auch zu meiner Stimmung. Ich habe das Gefühl, ich könne alles nur Denkbare tun – und ich merke, dass etwas nicht stimmt. Das löst in mir zuerst Ungewissheit und Angst aus: Wird aus dem Druck ein echtes Kopfweh? Bleibt es unter Kontrolle? Und nach einer Weile werde ich regelmässig aggressiv. Ich erlebe dann zwei Arten von Impulsen. Wenn ich gut drauf bin, unternehme ich etwas. Ich gehe nach draussen, suche Kontakte. Ich will und kann mich wehren! Wenn ich andererseits in schlechter Verfassung bin, dann konsumiere ich wahllos, TV, Musik etc. Ich hänge rum und habe keine Lust auf irgendetwas. Ich versinke in Selbstmitleid.

In zwei Sitzungen, in denen sie ihre Spannungstyp-Kopfschmerzen nur ganz leicht spürt (auf der persönlichen Schmerzskala von 0 = keinerlei Schmerz bis 10 = schlimmster erlebter Schmerz, gibt sie dem aktuellen Druck eine 1), nimmt die Frau in einer angeleiteten Körperwahrnehmung Kontakt auf. Kontakt mit dem Druck und seinen Qualitäten selber und Kontakt mit dem, was er ausdrücken mag. Sie sitzt entspannt und so bequem wie möglich, hat ihre Augen geschlossen und ist konzentriert.

Kontakt mit dem Druck

Es ist der bekannte Druck, der fast immer da ist, der manchmal stärker wird und Kopfweh auslösen kann. Es ist ein Druck von aussen nach innen. Er geht nicht tief rein, etwa so viel (zeigt mit Daumen und Zeigefinger einen Abstand von 2 cm). In der Ausdehnung hat die Verspannung vielleicht die Grösse einer Postkarte. Aber die Ränder sind unscharf – ausser zum Kopf hin, da fühle ich eine klare Abgrenzung. Und die Verspannung ist symmetrisch, links und rechts von der Halswirbelsäule.

Der Druck ist konstant und sehr vertraut. Ich kenne ihn seit zweieinhalb Jahren genau so. Ich kann ihn nicht willkürlich verstärken. Aus einer gewissen Distanz hat er jetzt etwas Schalenartiges. Er ist innen leer. Die Temperatur da ist für mich neutral, ich spüre nichts Besonderes. Der Druck hat auch keine spezielle Farbe. Nein, ich kann mich im Moment nicht erinnern, wie es sich an der Stelle ohne Spannung anfühlt. Aber ich erinnere mich jetzt an eine angenehme Nackenmassage in der Physiotherapie. Hat leider überhaupt nichts gebracht. Mir wird gerade deutlich, dass ich mich irgendwie mit dem Druck abgefunden habe. Aber unfreiwillig!

»Wie ein Schraubstock«

Wenn ich mich auf das Weh innerhalb der Spannung konzentriere, dann spüre ich da etwas wie einen Schraubstock. Es sind Metallbacken von links und rechts am Nacken. Ich sehe ein konkretes Bild: Grossvaters Werkstatt. Er hatte an seiner Werkbank, an einem solchen Schraubstock, Holzspielzeug gemacht. Er war der Vater meiner Mutter und ist vor sechs Jahren gestorben, als ich 17 war. Jetzt spüre ich die Druckstellen ganz deutlich, von beiden Seiten, aber ohne dass sie zusammenkommen. Dazwischen bleibt ein Abstand. Ein Widerstand ist darin spürbar. (Und nach einer längeren Pause:) Ja, das passt: Grundsätzlich bin ich nicht der Typ, der sich unter Druck setzen lässt. Und ich bin kein Gruppentier. (Sie öffnet die Augen und reckt sich.)

Mein Studium setzt mich unter Druck. Ich bin jetzt im dritten Semester. Seit ich an der Uni bin, hat das Kopfweh eine vorher nicht gekannte Dimension erreicht. Häufigkeit und Intensität der Kopfschmerzen haben massiv zugenommen. Aber vernunftmässig stimmt das Studium für mich. Andererseits würde ich gerne etwas Kreatives tun, etwas mit den Händen. Wie schneidern,

Mode machen. Aber irgendwie habe ich da ein schlechtes Gewissen. Da mache ich mir selber Druck.

! Vier Monate später, bei einem Kontrollbesuch, war die Basismedikation kein Thema mehr. Und sie hatte offensichtlich die erwünschte, dämmende Wirkung entfalten können.

Das Kopfweh ist eigentlich gut. Es ist wie weg, das heisst, ich habe keine Gedanken daran. Ich mache mir nicht mehr ständig Sorgen, ob es kommt oder nicht. Meistens kommt es nicht. Zumindest ist das seit etwa sechs Wochen so. Aber zur Zeit habe ich ganz andere Probleme! Ich weiss nämlich wirklich nicht, ob ich mein Grundstudium an der Universität abschliessen soll.

»Wer sagt denn, dass Kopfweh eine Krankheit sei?
Könnte es nicht vielmehr ein besonderes Verhaltensprogramm sein, so wie Schwitzen, Weinen, Ohnmächtigwerden oder Erröten?
Eine Reaktion von Leib und Seele, mit der wir uns irgendwie arrangieren sollten?
Kopfweh wird aber zweifellos dann zur Krankheit, wenn es vernichtend heftig ist, das gesamte Denken und Tun blockiert, ja den Patienten so stark peinigt, dass er sich zu Hause verkriecht und schliesslich völlig von der Mitwelt zurückzieht.«

(*Hansruedi Isler*, Neurologe, Zürich 1996)

3. Strudel in Sicht: Eine Bildungsreise in den eigenen Kopf

Gezielt fragen

Ein Informatiker um die 30 hat seit über sechs Monaten täglich Kopfschmerzen, zusätzlich zu seiner gewohnten Migräne. Die ärztliche Diagnose lautet entsprechend auf chronische Spannungskopfschmerzen mit gelegentlichen Migräneattacken. In der Schmerztherapie tritt der Mann mit seinem Kopfweh in Beziehung. Aus gezielten Fragen schält sich zunächst seine plastische Vorstellung vom Schmerz heraus. Und dann führt ihn eine Reise ins Körperinnere zur unmittelbaren Begegnung der anschaulichen Art.

Migräneanfälle, so ein- bis zweimal im Monat, kenne ich, seit ich zehn Jahre alt bin. Das ist nicht das Problem. Meine ganze Familie und auch meine Freundin leiden an Migräne. Ich habe gelernt, damit umzugehen. Zudem ist die Migräne ein zeitlich begrenzter »Job«.

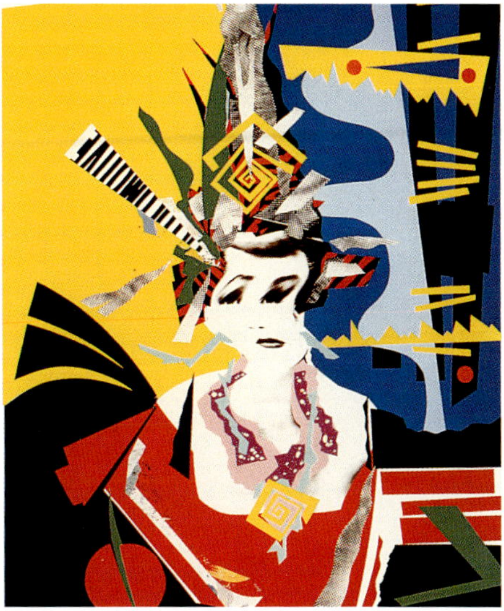

Stellen Sie sich vor, was für ein Bild Sie sich von Ihren Kopfschmerzen machen

Aber seit über sechs Monaten lebe ich nun mit diesem Druck im Kopf. Als Informatiker gesprochen: Der Druck läuft wie ein Hintergrundprogramm, was immer ich tue. Das ist beunruhigend und unvertraut für mich. Es ist ein Druck, der wehtut. Der Schmerz ist dumpf. Er ist tagsüber konstant da und nachts nicht, da kann ich schlafen. Am Tag ist er fast immer gleich stark. Manchmal spüre ich eine ganz leichte Veränderung, stärkeren Druck oder schwächeren. Er frisst mir ständig Ressourcen weg, schränkt meine Leistung ein und belastet mich. Dieses Kopfweh kann ich nicht akzeptieren, es stört mich zu sehr.

»Wie ein Keil im Schädel«

Mein Kopfweh fühlt sich an wie ein Keil, der mir in den Schädel getrieben wurde. Der Keil ist handbreit und etwa drei Finger dick. Er steckt in der Mitte meines Kopfs, etwas mehr gegen rechts. Im Innern ragt er bis zum rechten Auge runter. Wenn ich für die Qualität des Keils ein Material wählen soll, würde ich sagen, er ist aus glattem, hartem Holz.

Tumor-Angst

Und dann ist da noch etwas: Ich habe Angst vor einem Tumor. Etwa zur gleichen Zeit, als dieser Druck anfing, erfuhr ich, dass mein Grossvater an einem Hirntumor gestorben war. Beim Hausarzt wurde schon ein Röntgenbild meines Schädels gemacht. Es war nichts Besonderes zu sehen. Beim Augenarzt war ich auch. Und die Medikamente bringen nichts.

Ein angeleiteter Besuch beim Kopfweh? Eine Art geführte Besichtigung von innen? Ja, da bin ich neugierig.

Ich lege mich hin, mache es mir bequem. Es ist nicht zu hell und nicht zu kühl. Ich spüre mein Gewicht auf der Unterlage, unterschiedlich schwer von den Fersen bis zum Hinterkopf. Ich habe eine deutliche Wahrnehmung meiner Hände und Arme, meiner Füsse und Beine. Ich lasse die Augen zufallen und folge meinem Atem nach innen, in die Körpermitte.

Expedition zum Kopf

Ich suche einen angenehmen Platz da, einen sicheren Ausgangspunkt für die geplante Expedition zum Kopf. In der Bauchgegend fühlt es sich warm an, solide und ruhig. Ich lege meine Hände auf die Stelle. Okay, das soll mein Basislager sein, zu dem ich jederzeit zurückkehren kann. Wir vereinbaren noch ein Zeichen: Wenn ich den Zeigefinger meiner rechten Hand hebe, dann will ich unverzüglich zurückgeführt werden. Denn ich bemerke, wie ich ver-

langsamt spreche. Vielleicht mag ich irgendwann gar nichts mehr sagen. Meine Wahrnehmung im Innern ist aber ganz deutlich, und mein Körper fühlt sich schwer und überaus träge an.

Ich fühle mich gut, alles ist unter Kontrolle. Meine Bauchdecke hebt und senkt sich. Ich spüre, wie mein Herz schlägt. Über den Atemfluss komme ich hoch bis zur Nase. Mein Gesicht ist wie eine Art Landschaft. Dann nehme ich auch das Gewicht meines Kopfs wahr, der auf dem Kissen liegt. Und der Druck ist irgendwo dazwischen. Ich wandere mit meiner Aufmerksamkeit an die Nasenwurzel und noch etwas hoch. Da lasse ich mich mal nieder. Und schaue in meinen Kopf hinein, in die Richtung, wo der Druck ist. – Wow! Hmm.

Er verfällt in minutenlanges Schweigen. Liegt ruhig da, mit weiterhin geschlossenen Augen und ohne den Zeigefinger zu heben. Schliesslich antwortet er wieder:

Ich sehe etwas wie ein riesiges Crème-Cornet (eine konische, unten spitze, oben weite gefüllte Waffel). Es ist ein dreidimensionales Bild, es könnte auch eine Art Wolke sein. Ich stehe in einiger Entfernung und sehe sie von unten. Sie ist oben offen. Die Form ist hell wie Wasser, hat die Farbe von Wasser. Es sieht aus wie ein Strudel, der sich dreht. In der Aussenschicht sehe ich Blasen, die in einem deutlichen Muster angeordnet sind. Der Rand hat grobe Konturen. Ich kann nicht hineinsehen. Rundherum ist alles schwarz. Ich fühle mich befremdlich, desorientiert. (Sein Zeigefinger hebt sich.)

Ja, ich gehe jetzt zurück zum Bauch. Nun bin ich wieder im Basislager (schmunzelt). Ich spüre meine Hände auf der Bauchdecke, mein Gewicht auf der Unterlage. (Er bewegt Finger und Zehen, atmet tief durch, reckt und streckt sich, öffnet die Augen und kommt zurück in den Aussenraum.)

Ein wenig später angefertigtes Computertomogramm ergab keinen Hinweis auf irgendeine Missbildung im Schädel. Weitere Sitzungen der Schmerztherapie andererseits zeigten auf, wie stark der Patient im Alltag um sein Gleichgewicht ringen musste. Beziehung, Job- und Wohnungswechsel übten einen enormen Druck aus.

Ringen ums Gleichgewicht

Diese Hintergrundfaktoren, die das chronische Kopfweh aufrechterhielten und/oder in Gang setzten, konnten in einer anschliessenden psychotherapeutischen Begleitung identifiziert und bearbeitet werden. Schliesslich veränderte sich seine soziale und berufliche Situation zum Guten. Der Druck im Kopf nahm ab und löste sich irgendwann fast gänzlich. Die Migräne blieb weiter bestehen.

»Der Körper hat ein Gedächtnis für Schlechtes, das einem passiert. Und Schmerz ist eine Möglichkeit, dies auszudrücken.«

(*Hansruedi Isler*, Neurologe, 1995)

4. Buch führen, forschen, Erfahrungen sammeln

Es gibt Menschen, denen liegt es im Blut: Sie führen Buch über fast alles, was sie so treiben. Andere tun das nur notgedrungen. In einem persönlichen Logbuch halten sie Ungemach fest, das ihnen im Alltag widerfährt. Und die meisten Kopfwehmenschen führen auf ärztliches Geheiss einen so genannten Kopfschmerzkalender. Darin notieren sie, wann sich eine Attacke ereignete, wie lange die Schmerzen dauerten, in welcher Intensität sie da waren und ob ein Medikament dagegen eingenommen wurde. Manchmal werden noch ein paar Angaben mehr verlangt, beispielsweise die Tage, an denen eine Frau ihre Regel hat.

Persönliches Logbuch

! Diese Kalender erweisen sich als wertvolle Instrumente, wenn sie über eine längere Zeit getreulich geführt werden. Sie zeigen mögliche Schmerzmuster auf, weisen etwa auf die chronische Wochenend-Migräne hin oder spiegeln eine heikle Medikamentenhäufung wider.

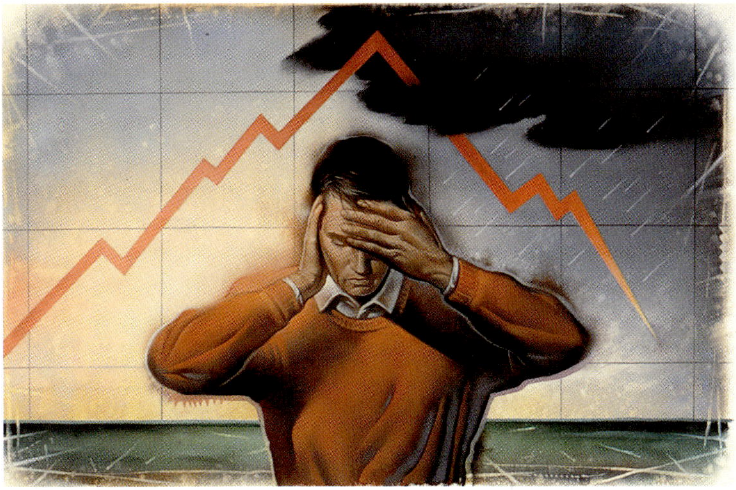

Führen Sie einen Kopfschmerzkalender: Mit der Einsicht in Ihre Attacken wächst Ihre Autonomie

Bei einigen Frauen und Männern, die bereits aus eigenem Antrieb oder jedenfalls gerne und ausführlich schriftlich festhielten, wie ihnen in den Zeiten ihrer Kopfschmerzen geschah, experimentierten wir mit ebenso spannenden wie aufschlussreichen Erweiterungen des persönlichen Kalenders:

Erweiterter persönlicher Kopfweh-kalender

- Kreieren Sie je ein Zeichen oder Symbol für unerwartete Kopfwehattacken aus dem Hinterhalt, die meist durch äussere Umstände und Ereignisse bedingt und gänzlich ausser Kontrolle schienen, sowie ein Symbol für solche Anfälle, wo Sie mehr oder weniger bewusst zu weit über die eigenen Grenzen gingen und die Kopfschmerzen auch eine Reaktion darauf waren. Überfall oder Überforderung?
- Betrachten Sie in Ruhe das Vorfeld Ihrer Attacken und lassen Sie die etwa 12 bis 20 Stunden vor Einsetzen der Schmerzen Revue passieren. Was lief da alles ab? Überprüfen Sie das in diesen drei Bereichen:

1. Was erlebten oder unternahmen Sie körperlich?
2. Wie ging es Ihnen dabei gefühlsmässig, wie war Ihre Stimmung?
3. Und was für Themen, Probleme, Gedanken beschäftigten Sie in diesem Zeitraum?

- Notieren Sie sich das in Stichworten, vielleicht in Form einer *Mind-Map* (vgl. Literaturliste »Kopftraining«), und betrachten Sie das Ergebnis, soweit Ihnen das möglich ist, mit Neugierde aus einer angenehmen Distanz. Was ist Ihr Eindruck? Wie weit überfiel die untersuchte Attacke Sie aus dem Hinterhalt, wie ein Blitz aus heiterem Himmel, wie ein böses Ereignis ohne Vorwarnung? Und wie weit waren Sie durch Ihr Tun oder Lassen dem Kopfweh zugeneigt? Wie weit haben Sie es sogar darauf ankommen lassen oder herausgefordert?
- Markieren Sie Ihre Attacke mit Ihrem neuen, dafür passenden Symbol oder Zeichen. Das eine steht für das erstbeschriebene Phänomen, wenn Sie also gegen die Attacke keine Chance hatten. Das andere steht für die zweite Situation, wenn Sie an der Attacke irgendwie mitbeteiligt waren.

! Was allerdings auf den ersten Blick nach einem Überfall aussehen kann, zeigt sich manchmal nach einigem Forschen als Überforderung. Das illustriert der folgende Bericht einer 56-jährigen Frau, verheiratet und berufstätig. Die ärztliche Diagnose lautet chronifizierte Migräne ohne Aura.

In der Nacht zum Samstag hatte ich eine fürchterliche rechtsseitige Migräne, eine von der schweren Sorte, die üblicherweise drei Tage lang anhält. Ich erwachte um 1 Uhr mit Schmerzen und nahm etwa 30 Minuten später ein starkes Anfallsmittel ein. Etwa eine Stunde später konnte ich wieder einschlafen. Den ganzen Samstag über war ich aber »auf allen vieren«. Gegen Abend kam dann eine neue Attacke, und so ging das auch am Sonntag und Montag weiter.

Was am Tag vor der Migräne los war? Na ja, am Freitag war der Geburtstag unserer Tochter, ich hatte recht Stress, und im ländlichen Lokal, wo wir essen gingen, war viel Rauch.

Im alltäglichen Umgang würde die Frau hier abbrechen, die Schultern zucken und das Thema wechseln. Man könnte dann allenfalls notieren, dass die Stressbelastung und der Rauch in diesem Fall wohl die wesentlichen Auslöser, so genannte Trigger, der Migräne waren. Sie versuchte aber das Experiment, noch etwas bei diesem Freitag vor dem Anfall zu verweilen und sich selber einige Fragen zu stellen. Dazu eine Feststellung:

Migräne-Trigger

! Ein solches Verweilen macht eine unangenehme, belastende und leidvolle Sache nicht etwa schlimmer, schwieriger oder komplizierter, wie manche befürchten. Das ist weder ein zu Recht verpöntes Psychologisieren noch gleicht es einer Befragung wie vor einem Untersuchungsrichter. Es ist eine freundliche Einladung, die jemand sich selber gegenüber ausspricht. Und zwar in der Hoffnung, mehr und deutlicher zu erfahren, was da eigentlich los war. In der Absicht, daraus zu lernen, daraus verschiedene eigene Seiten besser kennen zu lernen. Und vielleicht mit dem Ziel, sich künftig angemessener verhalten zu können, gerade in eigener Sache.

Im Focusing spricht man in diesem Zusammenhang von einer inneren Beziehung. Das meint eine aktive Beziehung zu sich selbst, eine Beziehung auch zu ganz unterschiedlichen Seiten in einem selber. Es beginnt meist mit einer offenen Frage und der Bereitschaft, zu hören, was immer sich Gehör verschaffen will.

Bereit sein zu hören

Was war da alles, vor dem Kopfweh von Samstagnacht? (Ich notiere die Stichworte der Frau für sie auf einer Mind-Map*, während sie mit sich Zwiesprache hält und berichtet.) Am Freitag feierte unsere Tochter ihren 30. Geburtstag, und ich habe mich wieder einmal sehr als Mutter gefühlt. Ich war ganz in der Mutterrolle. Und ich spürte einen Druck, weil sie keine feste Beziehung hat, bis heute noch nie eine hatte.*

Am späten Vormittag gingen wir zusammen einkaufen, zum Teil Dinge, die ich für den Haushalt brauchte, und dann noch Kleider, die sie haben wollte. In der Stadt und in den Geschäften war ein Riesenrummel. Schliesslich trennten wir uns wieder, und sie traf eine Freundin.

Ich verspätete mich, kam später nach Hause als üblich, und mein Mann war schon da und knurrte, weil er sich selber etwas zu essen machen musste. Er ist eben auch seit jeher eifersüchtig auf seine Tochter und will mich nur für sich allein. Der Freitag ist sonst mein ganz persönlicher Tag, der Tag, an dem ich nicht im Büro arbeite und Zeit habe, mich mit mir selber zu beschäftigen. Es ist auch der Tag, an dem morgens diese Schmerztherapie stattfindet. Ich spürte, wie sehr belastende Gefühle in mir hochstiegen.

Gefühl des Konsumiertwerdens

Ich hatte und habe oft das Gefühl, von den beiden, Mann und Tochter, konsumiert zu werden. Wo bleibe ich in all dem?! Ich habe in all den Jahren gelernt, nichts zu erwarten, nur um nicht enttäuscht zu sein. Und das bringt unangenehme Erinnerungen aus meiner Kindheit hoch. Mein Mann und meine Tochter gehen gleich mit mir um, wie damals meine Mutter und die ältere Schwester. Die manipulierten mich, die spielten mich immer gegenseitig aus.

Ja, und dann abends im Lokal, wo wir zu dritt zum Feiern hingingen, da war die Stimmung zuerst ausgezeichnet. Aber rund um uns wurde geraucht. Weil es draussen sehr kalt war, waren die Fenster geschlossen. Der Rauch kam von beiden Seiten. Ich konnte nicht mehr weiter essen. Mir wurde übel. Ich hasse das, im Rauch zu sitzen. Aber da war nichts zu machen. So musste ich das einige Stunden lang aushalten, weil es meinen Mann und die Tochter nicht störte.

Und schliesslich das Wetter, genau: Das fällt mir jetzt auch noch auf. Am Freitag gab es einen bösen Wetterwechsel, eine kalte Bise (Nordostwind) setzte am Nachmittag ein. (Sie hat für den Moment alles gesagt. Sie schweigt ein Weilchen und betrachtet die **Mind-Map** *mit all den Einträgen.) Wenn ich das alles jetzt so vor mir sehe, bin ich aufgewühlt. Das sind für mich keine Kleinigkeiten, und es ist so viel! Ich wundere mich gar nicht mehr, dass nachts dann die Migräne kam. Ich muss mir das Zuhause noch mal ansehen. Das habe ich nicht erwartet.*

Aus meinen bisherigen Erfahrungen und Tagebüchern ergibt sich nämlich kein konstantes Muster für die Migräneanfälle. Es ist keine Logik drin, ausser vielleicht ein Wettersturz mit der kalten Bise: Da bekomme ich mit 80 % Sicherheit Kopfschmerzen. Aber sonst scheint die Migräne unmotiviert und grundlos zuzuschlagen.

Häufung von Überforderungen

Nach einigen Monaten kann ein Kopfschmerzkalender in dieser Hinsicht weiterführende Aussagen machen. Eine Häufung von Überforderungen gibt den Anstoss, darauf zu reagieren und genauer zu beobachten, in welchen Situationen man sich anders verhalten könnte.

Andererseits nimmt eine offensichtliche Häufung von überfallartigem Kopfweh oft auch Druck von den Betroffenen weg. Das zeigt das Beispiel aus dem Kalender einer 35-jährigen Mutter und Hausfrau mit der ärztlichen Diagnose chronisches Spannungstyp-Kopfweh:

Im März und im April hatte ich an zehn bzw. elf Tagen Kopfschmerzen. Aber es gibt da einen für mich wichtigen Unterschied: Im März war ich an sieben Tagen einfach am Rumstressen, hörte überhaupt nicht auf mich und machte immer weiter, trotz Kopfweh. Aber dann, gegen Ende des Monats, starb unsere Hündin, Aisha. Ich war so traurig, sie war eigentlich mein Hund

und hatte jeden Tag mit mir zusammen verbracht. Sie war zwölf und schon seit einiger Zeit nicht mehr gesund gewesen. Ich musste schliesslich zum Tierarzt mit ihr, und sie wurde eingeschläfert. In diesen drei Tagen litt ich auch sehr unter Kopfweh. Aber ich wusste, dass mein Körper eben so reagiert und dass ich den Tod von Aisha ja nicht hätte verhindern können.

Irgendwie ging das im April so weiter. Von den elf Tagen mit Kopfschmerzen bin ich nur für drei mitverantwortlich, weil ich mich mit allem übernommen hatte. An acht Tagen geschahen Dinge, die nicht vorhersehbar und nicht zu ändern waren. Mein Mann erfuhr, dass er innerhalb der Firma seinen Arbeitsort zu wechseln hätte. So mussten wir uns plötzlich damit befassen, für unsere Wohnung Nachmieter zu finden, am künftigen Arbeitsort eine neue Wohnung zu suchen und den ganzen Umzug zu organisieren. Natürlich bleibt das fast alles an mir hängen.

Und kaum war das verdaut, bekam ich einen Brief vom Schulamt, in dem es heisst, unsere kleine Tochter müsse vor dem Übertritt in eine neue Klasse schulpsychologisch geprüft werden. Sie wird in eine Kleinklasse kommen und muss dazu Tests machen. So war ich während Tagen am Herumrennen und wusste nie, wie die Sache weitergehen würde.

Das ist die eine Erweiterung in der Kopfschmerzbuchhaltung. Sie erweist sich als sinnvoll, weil sie die bisher eintönige und bedrückende Kruste der Kopfwehtage etwas aufweicht. Die Betroffenen sehen dank der Differenzierung eine Möglichkeit zu mehr Autonomie. Wenn Schritte in dieser Richtung versucht werden, kann das eine Dynamik entwickeln, welche längerfristig eine chronifizierte Kopfwehlandschaft zum Besseren verändert.

»Let the good times roll!«

(*B.B. King*, Blues-Musiker, 72-jährig)

5. Von guten Zeiten jetzt: Wenn der Schmerz fern ist

Das Sinnvolle eines Kopfschmerzkalenders ist unbestritten. Und wie werden die kostbaren Tage ohne Kopfschmerzen übersichtlich festgehalten? Gar nicht! Eine 51-jährige Facharbeiterin mit chronifizierter Migräne und begleitendem Spannungstyp-Kopfweh sagt im ersten Gespräch:

Wie es meinem Kopf eben jetzt geht? Na ja, Migräne habe ich keine, aber da ist ein deutlicher, unangenehmer Druck, wie ein Reif um meine Stirn. Der stärkste Druckpunkt ist in meiner linken Schläfe. Dort beginnt auch die Migräne. Auf einer persönlichen Schmerzskala von 0 bis 10 ist der momentane Druck etwa auf Stufe 2 oder 3. Ab Stufe 6 1/2 brauche ich ein Schmerzmittel. Dieser Stufe-3-Druck ist für mich seit Jahren der Normalzustand. Darunter leide ich an 20 bis 25 Tagen pro Monat. Und zwar zwischen drei und zehn Stunden am Tag. Ja, ich führe einen Kopfwehkalender, schon seit längerem, aber ich habe ihn heute nicht bei mir.

Persönliche Schmerzskala

Die kopfwehfreien Tage? Also an etwa fünf Tagen im Monat bin ich vollkommen schmerzfrei. Das sind grossartige Tage für mich. Aber wann die sind, an welchen Wochentagen, in welchem Rhythmus, in was für Abständen – das alles weiss ich nicht. Darum habe ich mich noch nie gekümmert. Ich bin einfach glücklich, wenn so ein Tag kommt.

So begannen wir, dem Kopfschmerzkalender mit einem einfachen Eintrag eine neue Aussage zu entlocken: mit einem besonderen Symbol oder einer Farbmarkierung für Tage oder Stunden, an denen das Leben auffallend positiv verlief: Wo sich jemand körperlich grossartig fühlte, wo die Stimmung aussergewöhnlich gut war und wo Geschichten abliefen, die rundum stimmten.

Drei Zeitqualitäten

Damit zeigt ein solcher Kalender auf einen Blick drei Zeitqualitäten:
- Wie bisher festgehalten sind die Episoden der Kopfschmerzen.
- Dazwischen liegen die leeren, schmerzfreien Perioden.
- Und darin werden nun neu die Stunden oder Tage sichtbar, die nicht nur ohne Schmerz verliefen, sondern dazu bewusst erlebtes Wohlbehagen und gelegentlich sogar eigentliche Glücksmomente enthielten.

> So spiegelt ein Kopfschmerzkalender nicht nur die Leidenszeit wider, sondern weist auch die lebenswerten Perioden aus. Das wirkt einer einseitigen Fixierung auf die chronischen Schmerzen entgegen.

Ein 36 Jahre alter Vater und Angestellter auf einem Grundbuchamt, mit chronischem Spannungstyp-Kopfweh und Migräne ohne Aura, kommentiert das Ergebnis so:

Seit dem Ende der Schmerztherapie sind jetzt acht Monate vergangen. Den Kopfwehkalender führe ich weiter. Wenn ich zurückblicke und auch wenn ich mir den Kalender ansehe, dann bin ich zufrieden. Ja, wenn sich mein Kopfweh weiterhin derart einpegelt, bin ich der glücklichste Mensch. Ich kann alles etwas gelassener und ruhiger nehmen. Die grosse Änderung ist für mich die: Ich lebe jetzt! Und geniesse meine kopfwehfreie Zeit.

Garfield:
»Und so geht wieder ein Tag zu Ende.
Wieder ein Tag, an dem ich absolut nichts geleistet habe.
Wieder ein makelloser Tag.«

(*Jim Davis*, Cartoonist, 1992)

6. Selbstwahrnehmung im Alltag? Viel mehr als Aushalten!

Die meisten Erwachsenen sind hierzulande 16 oder mehr Stunden täglich im Wachzustand. Oder zumindest in einer individuellen Variante von mehr oder weniger wach. In dieser Zeit wird all das getan und gelassen, was offenbar unumgänglich ist. Wir fragen unsere Kopfwehpatienten: Wann spüren Sie sich? Wir fragen: Wie geht es Ihnen denn jetzt eben? Und wir fragen: An was merken Sie, dass es Ihnen gerade so und so geht?

»Wann spüren Sie sich?«

Leuten, die täglich mit ihrem Körper arbeiten, z.B. in Sportberufen, fallen die Antworten leicht. Ebenso vielen Professionellen aus therapeutischen Bereichen und solchen in anderen Berufen, wo die eigene physische Präsenz eine Rolle spielt.

Meist aber lautet die Antwort: Im Moment ist alles normal. Das soll auch heissen: Ich spüre nichts Besonderes, nichts, das mir auffällt und nichts, was mich stören würde. Viele unserer Anfänger sind sich noch keiner persönlichen »Normallinie« bewusst, an der sie Abweichungen ins Behagliche oder ins Unbehagen feststellen könnten. Stattdessen verfügen sie über ein jahrzehntelang antrainiertes »Normalbreitband«. Empfindungen, die innerhalb liegen, werden nicht mehr bewusst registriert und laufen eben unter »normal«.

Persönliche »Normallinie«

Bei manchen Männern haben gar nur noch Spitzenwerte (etwa der Schmerz des Tritts ans Schienbein im Fussball oder auf der positiven Seite der Orgasmus) eindeutige Qualitäten in der Wahrnehmung.

Frauen ihrerseits scheinen unglaublich stark im Aushalten von Ungemach, das sie als ungefährlich einstufen: »Ich hätte schon um 9 Uhr dringend auf die Toilette gemusst, aber dann war da diese Teamsitzung bis 11, und anschliessend hatte ich schlicht keine Zeit für irgendetwas anderes als den Bericht, der schon am Vortag verlangt worden war. Als mich dann meine Chefin kurz vor 12 anrief, tat meine Blase echt weh, aber ich konnte ja nicht einfach aufhängen. Sie können sich vorstellen, wie erleichtert ich um halb eins aus der Toilette kam!«

Frauen – stark im Aushalten

! Nicht die Fähigkeit zur Selbstwahrnehmung ist also bei den »Breitband-Normalen« eingeschränkt, sondern ihr Focus. Je enger dieser Wahrnehmungs-Focus ist, desto breiter wird der persönliche »Normalbereich«, in dem die ständigen kleineren Veränderungen mehr oder weniger unbemerkt ablaufen oder zumindest kein Gehör finden.

Wenn wir jedoch spezifisch auf Kopfschmerzen zu sprechen kommen, zeigt sich bei vielen Betroffenen, dass darauf bezogen eine Art innere Kamera den möglichen Ort des Geschehens kontinuierlich im Blickfeld behält:

Wo ist mein Kopfweh, wenn ich es mal nicht spüre? Zur Zeit spüre ich es nicht, weil es mir gut geht und weil meine Stimmung zufrieden ist. Ich stelle mir aber vor, es sei hier, links im Hinterkopf (zeigt mit der Hand auf die Stelle). Da ist es versorgt. Ich würde es als ein Scheibchen beschreiben, etwa von der Grösse eines Fingernagels. Es ist paradox, ich spüre es nicht und irgendwie doch.

Der Hauptgrund, warum das Kopfweh dort ist, ist für mich der: Wenn es kommt, dann kommt es sehr schnell! Innert 15 bis 30 Minuten wird es jeweils so stark, dass ich ein Schmerzmittel nehmen muss. Der Kopfschmerz selber ist fast immer in der linken Schläfe, ein stumpfer Druck von innen nach aussen, etwa 3 cm tief im Innern. Es ist ein bekannter, schmerzhafter Druck an einer mir bekannten, vertrauten Stelle. Er dehnt sich dann aus bis übers Auge und bis zum Ohr.

! Selbstwahrnehmung ist offensichtlich kein aktuelles Kulturgut. Wir haben im Rahmen der Schmerztherapie ein Trainingsziel formuliert, das sich als ganz und gar unrealistisch erwiesen hat: Nehmen Sie sich während Ihrer wachen Zeit alle 60 Minuten eine Minute, um zu überprüfen, wie es Ihnen gerade geht. Dieser Ein-Minuten-Besuch bei sich selber, mit einem Blick auf körperliches Befinden und die aktuelle Stimmung, scheint für normale Erwachsene einfach nicht machbar zu sein.

Fehlanzeige mit der Selbstwahrnehmung

Wir waren davon ausgegangen, dass für Kopfwehleidende in unserem Training sinnvoll sein kann, was z.B. für Piloten in Bezug auf ihre Maschine selbstverständlich ist. Nein, es klappte bei niemandem. Auch alle zwei Stunden eine Minute Selbstwahrnehmung war chancenlos: keine Zeit! Dreimal täglich wurde zuversichtlich versucht – und im Lauf einer Woche nicht durchgehalten. Die meisten Gelegenheiten realisierten noch jene, die täglich zur Arbeit pendeln.

Wir empfehlen daher, sich morgens und abends im Bett ein wenig der Selbstwahrnehmung hinzugeben, und hören seitdem von befriedigenden Ergebnissen.

Im Focusing gehört das Training der Selbstwahrnehmung wesentlich dazu. Die Idee dabei ist eine dreifache:

- Das wahrnehmen, was gerade in und mit mir ist.
- Damit in Kontakt sein und in eine innere Beziehung treten.
- Daraus zu einem nächsten, sinnvollen Schritt kommen.

Focusing unterscheidet sich also deutlich von anderen Methoden, welche ebenfalls mit Selbstwahrnehmung arbeiten. Weder enthält die Focusing-Selbstwahrnehmung irgendwelche Suggestionen oder Vorgaben (»Ich fühle mich jetzt so und so«), noch ist sie ein gewollt reines, also nicht-reagierendes Beobachten aus einer inneren Distanz.

Manche unserer »Profi-Kopfwehleute« haben, wenn sie zu uns stossen, schon fast alles ausprobiert, was der Heilmarkt anbietet. In einer angeleiteten kleinen Übung sind sie manchmal überrascht, weil der übliche Rahmen von »richtig oder falsch« fehlt und sie tatsächlich in eigener Sache vorgehen:

»Okay, ich spüre beide Füsse unter dem Tisch, die Strümpfe und die Schuhe auch. Ja, ich nehme die Fusstemperatur deutlich wahr. Ob diese Temperatur meine normale, gewohnte ist? Ob sie spürbar darunter oder darüber liegt? Ich würde sagen, sie liegt im unteren Bereich. An was ich das messe? Nun, ich habe meistens recht kalte Füsse, verglichen mit meiner Frau und den Kindern zum Beispiel. Ich weiss, dass meine Füsse wärmer sein sollten. Gut: Wenn ich an meiner ganz persönlichen ›Normallinie‹ messe, dann sind meine Füsse jetzt gerade eine Spur wärmer, als ich es gewohnt bin. Immer noch kühl, aber eben doch etwas weniger kühl als sonst. (Und mit einem Lachen:) Mir scheint, sie reagieren darauf, dass meine Aufmerksamkeit jetzt dort ist.«

Wir sind es gewohnt, uns an anderen zu messen und Vorgaben zu entsprechen, die von aussen gegeben sind. Das ist die eine, realitätsnahe und in vielem sinnvolle Seite. Der eigene innere Massstab ist andererseits bedeutend weniger vertraut. Daraus resultieren viel Unsicherheit und Leiden, die einem der Realität schliesslich eher entfremden – wie das im Zusammenhang mit chronischen Kopfschmerzen oft zu beobachten ist. Focusing kann dieses Vertrauen in die Weisheit des eigenen Körpers aufbauen helfen.

Vertrauen in die Weisheit des Körpers

! Begriffen ist es schnell, weil es konkret und unkompliziert erfahren werden kann. Seine Umsetzung im Alltag aber erfordert unter Umständen ein jahrelanges eigenes Training. Ein ab Beginn befriedigendes, lohnenswertes Unterfangen ist es jedoch in jedem Fall!

»Madelene sah, dass neben ihr ein Mensch sass, der,
wie sie selbst, nicht wusste, wo die Reise hinging,
der aber – wie sie selbst – überzeugt war,
dass er der richtigen Fährte folgte.«

(*Peter Høeg:* Die Frau und der Affe, 1997)

7. Die körperliche Liebe. Vom Kopf und dem eigenen Leib

Die gut 40-jährige Frau hat ein Auge für Schönes, ein Flair für Schmuck und Kleidung und einen erklärten Instinkt für stimmige Details. Ihre Kopfschmerzen kennt sie von Haus aus und am eigenen Leib, seit sie 20 ist. Die ärztliche Diagnose lautet chronische Spannungstyp-Kopfschmerzen mit migräneartigen Exazerbationen (Verschlimmerungen). Die Frau verfügte schon zu Beginn des Trainings über eine ebenso geübte wie differenzierte Selbstwahrnehmung. Ihr Bericht zeigt, wie daraus auch bewusste Gefühle für sich selbst und eine eigentliche innere Beziehung entstehen können.

Migräne-artige Exazerbationen

Als wir um 12 am Tisch sassen, hämmerte der Schmerz bereits in meiner Schläfe. Aber ich hielt einfach durch

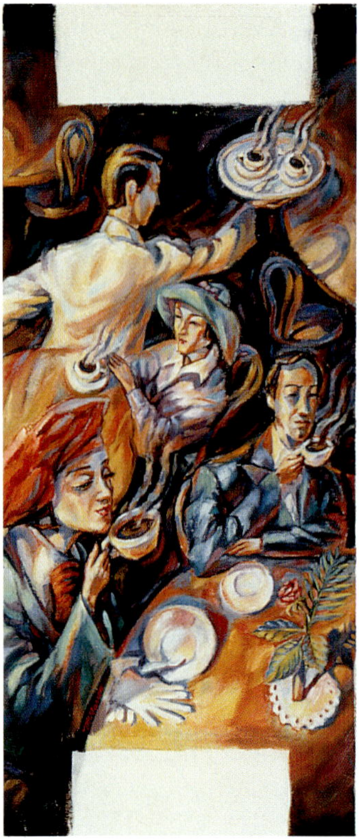

Ich habe meinen Körper, wie viele Frauen, über mein Gewicht genauer kennen gelernt. Ich kenne mich in einer Bandbreite von 59 bis 80 kg. Mein Zielgewicht liegt bei 65 kg. Zurzeit wiege ich knapp 68, liege also nicht schlecht. Ich beobachte auch meine Verdauung und habe schon festgestellt, dass ein Migräneanfall unmittelbar nach einem Stuhlgang einsetzen kann.

Mein Vater starb an einem Hirntumor. Er ist nach der Operation nicht mehr erwacht. Er war 71 und ich 27. Er war der beste Vater, den man sich vorstellen kann. Sein Tod war ein Schock für mich. Danach habe ich meinen Körper etwa 15 Jahre lang nicht mehr geliebt.

»Ich stecke in einer Zange«

Vieles in meinem Leben folgt nämlich einem Muster, in dem ich stecke wie in einer Zange: Ich weiss und fühle eigentlich genau, was ich brauche und was mir gut tun. Aber gleichzeitig hal-

te ich oft etwas aus, das ich gar nicht aushalten müsste. Warum wehre ich mich nicht für mich selber? Das habe ich vom Vater gelernt, der konnte sich auch nicht für sich selber wehren. In einer solchen Situation ist mein Gefühl: Das muss eben so sein.

Die Schmerztherapie und speziell der Focusing-Ansatz dabei nutzen die Selbstwahrnehmung zur Förderung eines »inneren Kontakts«. Das bedeutet, dass den wahrgenommenen Empfindungen und Gefühlen zunächst einmal Raum verschafft wird, dass sie geradezu eingeladen und willkommen geheissen werden. Das scheint bei unangenehmen Gefühlen, wie sie mit Aushalten verbunden sein können, und bei widersprüchlichen Empfindungen schwer vorstellbar.

Wenn wir in einer Therapiestunde damit experimentieren und mein Gegenüber sich im »Innenraum« etwas umhört, unterstütze ich das, indem ich zum Beispiel sage: »Vielleicht können Sie diesem vagen, unangenehmen Gefühl noch ein wenig Gesellschaft leisten, damit es deutlicher wird.« Im eigenen Alltag wird das dann ausprobiert. Alles wird deutlicher – und wie!

Wenn alles deutlicher wird

Am vergangenen Sonntag hatte ich eine schlimme Migräne – und ich konnte mir dabei von Anfang an zusehen! Ich kriege jetzt noch eine Wut, wenn ich daran denke. Als ich um 9 Uhr erwachte, spürte ich ein leises Kopfweh. Und ich spürte, wie ich den Tag verbringen wollte, damit mir wohl wäre und die Schmerzen von alleine verschwinden würden. Ich wollte einen langen Spaziergang machen, ich hatte ein Bedürfnis nach viel Luft, nach Erholung im Freien, um danach eine gemütliche Zeit im Bett zu verbringen, eine Zeit ganz für mich allein.

Stattdessen war da dieser Agenda-Eintrag: Lunch bei unseren Kollegen und Freunden. Mein Mann dachte nicht einmal daran, dieses Mittagessen abzusagen. Ich biss die Zähne zusammen, und das Kopfweh nahm zu. Als wir um 12 am Tisch sassen, hämmerte der Schmerz bereits in meiner Schläfe. Irgendwie kam keine rechte Stimmung auf, und alle fingen an, sich zu betrinken. Ausser mir, das stand schon vor der Hinfahrt fest, nicht etwa wegen meiner Kopfschmerzen, sondern weil ich den Wagen zu fahren hatte.

Etwa um halb drei stand eine Kollegin auf, verabschiedete sich und ging nach Hause. Für mich wäre es ebenfalls höchste Zeit gewesen. Aber ich hielt einfach durch. Mein Mann schien nicht einmal zu bemerken, wie mies es mir ging. Er trank mit den andern weiter. Über sechs Stunden ertrug ich einen Kopfschmerz, der noch intensiver wurde und sich im ganzen Schädel breitmachte.

Um halb neun abends fuhr ich meinen Mann und mich nach Hause. Zusätzlich zum Schmerz war mir speiübel, und ich kochte vor Wut. Im Grunde spürte ich eine Wut auf mich selber, dass ich so etwas mit mir machen liess. Wenn ich mich frage, warum ich durchgehalten hatte, dann kommt das Wort »Verantwortung« in mir hoch. Das macht mich gleich nochmals wütend: Verantwortung für wen eigentlich?!

Verantwortung für wen?

Wenn ein Gefühl für etwas so fassbar wird, lohnt es sich, ihm wie einer inneren Freundin zuzuhören und es einzuladen zu sagen, was es zu sagen hat. Es ist aufschlussreich zu erspüren, wie es sich von seinem Standpunkt aus anfühlt. Dann besteht die Chance, eine deutliche Botschaft aus dem Körper zu bekommen, eine Einsicht, die sinnvolle nächste Schritte auslösen kann.

Die Wut sagt: Wie viel lässt du dir noch gefallen? Wie lange machst du das noch mit? Denke an deine »Power« und kämpfe um deine Selbstachtung. Du brauchst deine Stärke nicht zu dämpfen für andere. (Sie lacht.) Ich mag diese Seite in mir, ich höre das gerne.

Diese aktive Auseinandersetzung mit einem zentralen Lebensthema wird durch die Kopfschmerzen unweigerlich in Gang gehalten. In den Therapiestunden halte ich Wichtiges meines Gegenübers in dessen Worten schriftlich, oft in Form einer *Mind-Map*, fest.

Wie schwach darf man sein?

Wie stark oder schwach darf ich sein? Darf ich so stark oder schwach sein, wie ich bin? Werde ich geliebt und hält man mich aus, auch wenn ich stark oder schwach bin?

Diese kurzen Notizen werden nach der Stunde fotokopiert, so dass wir immer beide gleichermassen dokumentiert sind. Ebenso wie der obligate Kopfwehkalender, in dem die Anfälle, ihre Dauer und Intensität sowie eingenommene Schmerzmittel notiert sind, spiegeln auch diese Notizen aus der Therapie den Prozess für beide Beteiligten auf eine fruchtbare Weise.

Es hat sich gezeigt, dass diese ganz persönlichen Aufzeichnungen oft zu eigentlichen Trainingsblättern wurden. Die zuletzt zitierte Frau hatte Spass daran. Mit grossem Elan und ihrem sicheren Instinkt blieb sie so konsequent wie nur möglich auf ihrer persönlichen »Wohlfühl-Spur«. Ein Jahr nach der Kurztherapie sagte sie in der Kontrollstunde:

Vieles in meinem Leben ist am Tun. Was mein Kopfweh betrifft, so ist das kein dominantes Thema mehr. In den letzten drei Monaten hatte ich zwei richtige Migräneattacken. Pauschal gesagt: Ich fühle mich allgemein ganzer, vollwertiger und habe viel weniger Kopfweh. Ich erkenne seine Vorzeichen deutlich. Mein Frühwarnsystem funktioniert – und zwar nicht nur auf den Kopf bezogen, sondern auch beim Essen, für mein Gewicht.

»Der Ursprung der Veränderung ist der Körper,
wie man ihn im gegenwärtigen Moment spürt.«

(*Ann Weiser Cornell, Ph.D.*,
Focusing-Trainerin, 1997)

8. Auf der Fährte bleiben: Die Wohlfühl-Spur im Alltag

! Menschen mit chronischen Kopfschmerzen spüren oft ausser ihrem Kopf fast gar nichts anderes mehr. Nach einer gewissen Leidenszeit wird meist nur noch zwischen Schmerzperioden und den Phasen ohne Schmerz unterschieden.

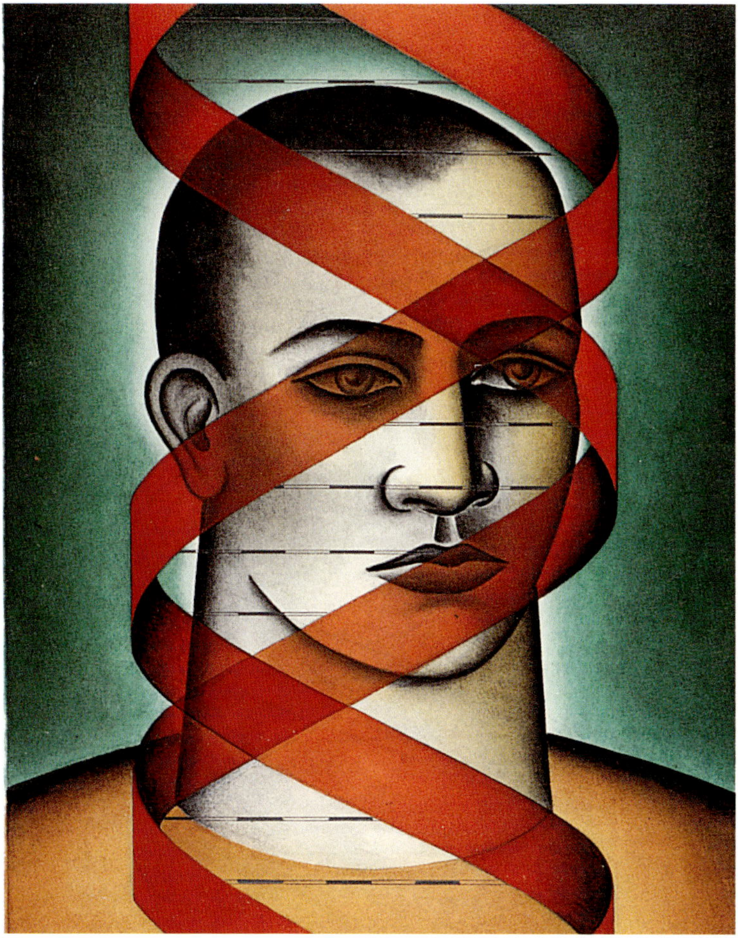

Menschen mit chronischem Kopfweh spüren fast gar nichts anderes mehr

Körperliche Wahrnehmung trainieren

Über das Training der körperlichen Wahrnehmung ist es möglich, sich allmählich wieder als ganze Person zu erleben. Trotz eventuell gleichbleibender Schmerzen. Auf der Wohlfühl-Spur bleiben ist eine Art Gegenstück zum sprichwörtlichen Krug, der zum Brunnen geht, bis er bricht.

Mit einer geübten Selbstwahrnehmung wird es realistisch, auch im Laufe eines vielleicht anstrengenden, stressvollen Tages kontinuierlich festzustellen, was einem innerhalb der ganzen Belastungen noch wohl tut. Denn davon gehen wir aus: Dass es praktisch immer kürzere oder längere Momente gibt, die vom Körpergefühl her angenehm sind. Aktive Augenblicke oder Pausen, die Energie spenden statt fressen.

Signale auffangen

Das Entscheidende ist hier das eigene Körpergefühl: Der Körper weiss unmittelbar, ob ihm etwas behagt oder nicht. Diese Signale gilt es aufzufangen. Wird eine wohlige Reaktion des Körpers bewusst wahrgenommen und sozusagen ihm verdankt, dann verändert sich viel. Zunächst in einem selber und allmählich im Austausch mit der Umgebung. Die nachfolgenden Beispiele erfahrener Kopfwehkranker beschreiben, wie so was konkret umgesetzt und erlebt wird.

- *Das gehört zu mir, zu meinem Charakter: Leistung macht mir Spass. Was ich dabei trainieren muss, ist mein Gefühl für die Grenzen. Vor allem körperlich spüre ich oft nicht, was es leiden mag. (Berufstätige, verheiratete Frau, 50)*
- *Daran merke ich klar, ob und wann es mir gut geht: Man kann mich von aussen sehen. So wie ich bin. Meine Ausstrahlung erlaubt das. Wenn es mir nämlich schlecht geht, sieht man mich nicht wirklich. Man nimmt nur das Bild wahr, das ich vermittle. (Studentin, 23)*
- *Schlafen ist das Einzige, das ich perfekt beherrsche. Das habe ich ab Geburt, in der Wiege gelernt. Und einschlafen ist mir fast immer und überall möglich. Schlafend könnte man mich mit dem Bett irgendwohin tragen! Tagsüber komme ich andererseits oft in Situationen, wo es etwas zu wählen oder zu entscheiden gilt. Es geht meist um kleine Dinge, um Unwichtiges. Ein nach beiden Seiten positives Beispiel: Soll ich nach Feierabend joggen gehen oder mit dem Moutainbike losfahren? Mein innerer Kommentar dazu lautet jeweils spontan: Es spielt keine Rolle! In solchen Situationen habe ich nun gelernt, mich vom Körpergefühl her zu fragen: Und was ist gerade angenehmer? Daran halte ich mich, wenn immer möglich. Mein Training im Alltag ist also, mir das Quäntchen Wohlbehagen zu holen, das für mich bereitliegt. (Familienvater, 35)*
- *Und auch das gibt mir Sicherheit und ein Wohlgefühl: dass ich meinen Körper inzwischen so präzise spüre. Ich kann innert Sekunden feststellen, ob und wie ein Kopfschmerz kommt – und ob ich dagegen ein Anfallsmittel brauche. Tatsächlich wurde meine Migräne im vergangenen Jahr auf ein Minimum reduziert. Die Anfälle sind so schwach, dass ich trotzdem zur Arbeit gehe oder anderen Aktivitäten nachgehen kann!*

Kindheits-Erinnerung

Eine Erinnerung aus der Kindheit hat dabei auch eine grosse Bedeutung bekommen. Als ich etwa fünf war, hat mich mein Grossvater regelmässig auf Spaziergänge in den nahen Tannenwald mitgenommen. Mit der BONAM-Wahrnehmungsübung ist mir wieder deutlich geworden, wie sich mein ganzer Körper an einem Tannenbaum freut: Rinde und Nadeln zum Anfassen, das Rauschen in den Ästen, der Geruch von Harz, das typische Dunkelgrün und das gedämpfte Licht. Im Wald empfinde ich noch heute Geborgenheit, Schutz und Wohlbehagen. Meine alltäglichen Lasten werden mit dem Rauschen der Tannen rausgespült. Ich spüre mehr Raum in mir und komme auf andere Gedanken. So ist der Wald heilsam für mich. (Berufstätige Frau, 40)

■ *Wenn ich mein heutiges Tagesprogramm ansehe, dann gibt es zweierlei dazu zu sagen: Es muss einfach alles rundlaufen, sonst wird der Stress unerträglich. Und alles ist irgendwie unumgänglich, zwingend. Als Nächstes gehe ich in der City noch einkaufen für heute Abend und fahre mit dem Auto zurück, etwa 20 km im dichten Verkehr. Dann ins Sporttraining für eine gute Stunde und anschliessend bei einer Freundin reinschauen, die ich schon länger nicht mehr gesehen habe. Dann nach Konstanz mit dem Auto, um das Bike abzuholen, das ich dort bei einem Händler bestellt habe. Wenn ich zurück bin, besuche ich meine Mutter. Der Termin steht schon seit einiger Zeit fest. Anschliessend zurück in meine Wohnung und für meinen Freund ein Abendessen kochen. Das ist versprochen. Dann gehen wir zusammen ins Kino und später vermutlich noch in eine Disco zum Tanzen.*

»Ich drehe fast durch«

Wenn ich mir diese Liste vor Augen halte, drehe ich fast durch. Aber von Moment zu Moment und von einer Aktion zur nächsten sieht es besser aus. Ich kenne an mir zwei verlässliche Anzeichen, dass ich auf der Wohlfühl-Spur bin: Körperlich kann ich spüren, was mein Magen macht. Wenn der Bauch entspannt ist, dann stimmt es. Und ich achte auf meine Gefühle: Freude und Lust tragen mich vorwärts. Dann spüre ich eine Energie von innen, und auf dieser Welle surfe ich mit! (Berufstätige Frau, 29)

»Sein Arm schmerzt vom Training.
›Wie muss ich mir deinen Schmerz vorstellen?‹
Schwer zu sagen. So etwa wie Zahnweh? Du fühlst dich
innerlich wund, dumpf, gefühllos. Aber dein Arm pocht
vor Schmerz, du würdest dir den Arm am liebsten
an der Schulter abschneiden.
Als ich professionell zu drücken begann,
hatte ich diese Schmerzen während zweier Jahre.
Manchmal war es so schlimm, dass ich nicht
mehr Auto fahren konnte,
weil mir die Tränen übers Gesicht liefen.
›Was tust du dagegen?‹
Ich warte. Und wenn ich's nicht mehr aushalte, schlucke
ich Schmerzmittel. Man braucht viel Schmerzmittel.
Armwresteln ist ein asymmetrischer Sport, und dafür ist
der Körper nicht gebaut.«

(*René Ammann* in: Das Magazin, Zürich 1998)

Teil B Schmerzliche Beziehung, freundliche Behandlung

Wie Sie mit Ihrem Leiden auch leben könnten – und wo Risiken und Nebenwirkungen drohen, nicht nur bei Medikamenten

9. *Was alles zu vermeiden wäre! Wenn Ratschläge sinnlos sind*

Intensiv leben

Die Stewardess ist 28 und liebt ihren Beruf. Sie führt ein intensives Leben, im Job und in ihrer Beziehung. Kopfschmerzen kennt sie, seit sie zwölf ist und ihre ersten Tage hatte. Rund zehnmal im Monat leidet sie unter Attacken und zum Teil andauerndem Kopfweh. Die ärztliche Diagnose lautet Migräne ohne Aura und episodische Spannungs-Kopfschmerzen. Die Schilderung der Frau zeigt, wie es in manchen Lebenssituationen einfach nicht möglich ist, Ratschläge zu befolgen, wie sie in Magazinen, Zeitschriften und Fachbroschüren immer wieder angeboten werden. Da heisst es beispielsweise:

> Das Wichtigste: Erkennen und vermeiden Sie Ihre persönlichen »Migräne-Auslösefaktoren«! Beachten Sie dabei die folgende Grunderkenntnis der Migräneforschung: Jede plötzliche, unvorhergesehene Veränderung kann Ihren Lebensrhythmus durcheinander bringen und im Gefolge Migräne auslösen. Ein regelmässiges Leben dagegen synchronisiert Ihre Gehirnaktivitäten und mindert die Gefahren einer Attacke.

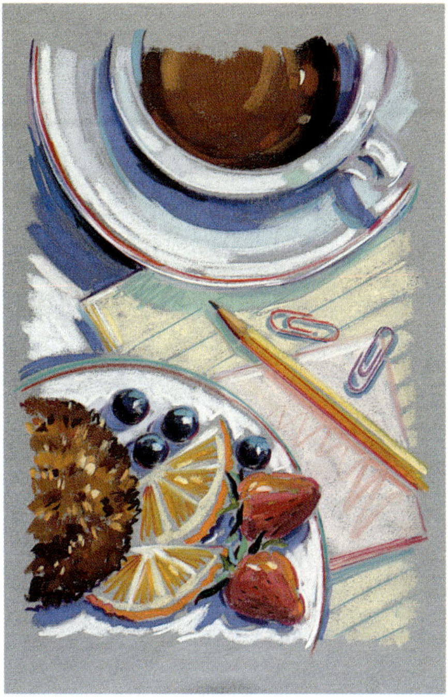

*Sie wären Ihre Kopfschmerzen los, wenn Sie nur...
Von wohlbekannten Ratschlägen, die für viele einfach nicht funktionieren*

Dazu werden folgende Tipps gegeben (Quelle: Bayer AG, 1996):

- Versuchen Sie, alle erkannten Auslösefaktoren künftig zu vermeiden. Trinken Sie beispielsweise keinen Alkohol oder nicht übermässig viel Kaffee, meiden Sie grelles Licht und übermässigen Lärm.
- Planen Sie einen gleichmässigen Tagesrhythmus – mit festen Zeiten für alle Ihre Aktivitäten. Das bedeutet beispielsweise, möglichst immer zur gleichen Zeit aufstehen und zu Bett gehen, auch am Wochenende.

Überprüfen Sie nun selbst:
- Erlaubt Ihre Lebenssituation ein solches Vermeidungsverhalten?
- Können Sie eine solche Veränderung in Ihrem Alltag konkret umsetzen – und damit eine Lebensqualität finden, die Ihnen den Aufwand lohnt?
- Bringt der veränderte, gleichförmige Lebensstil die erwünschten Resultate?

! Wenn Ihre Erfahrungen dies alles bejahen, dann waren derartige Ratschläge genau richtig für Sie. Fairerweise muss man aber festhalten, dass es zahlreiche Betroffene gibt, die solches entweder nicht

> können oder nicht wollen oder darauf nicht mit Erfolg reagieren. Und das gilt für wirklich alle uns bekannten Rezepte, Methoden, Medikamente und Therapien – die hier vorgestellte Schmerztherapie eingeschlossen. Das heisst leider auch: Wir kennen bis heute nichts, das allen Menschen mit Kopfweh helfen würde, ihre Schmerzen endgültig zu beseitigen.

Und schliesslich soll auch erwähnt sein, dass es Menschen mit jahrzehntelanger Migräneerfahrung gibt, die das regelmässigste und gleichförmigste Leben führen, das heutzutage überhaupt denkbar ist: Nonnen und Mönche in geschlossenen Klöstern. Davon berichtete schon der Arzt und Neurologe *Oliver Sacks* in seinem Klassiker von 1970: »Migräne« (vgl. kommentierte Bücherliste).

Und so beschreibt die genannte Stewardess einen Ausschnitt aus ihrem Leben und ihrer Kopfwehgeschichte:

Heute, Dienstag, bin ich ohne Kopfweh – aber die letzten fünf Tage litt ich unter einer Dauermigräne. Ob es dafür Gründe gibt? Ach, ich weiss nicht, eigentlich war alles so weit normal. Aber die Schmerzen wurden ab und zu unerträglich. Ich musste jeden Tag Schmerzmittel einnehmen, und die Wirkung hielt jeweils nur stundenweise an.

Gut, es war schon etwas stressig. Ich hatte zwei Nachtflüge. Wir flogen nach São Paulo, das sind zwölf Stunden hintereinander, und die meisten Leute schlafen ja nicht. Von oben heisst es, wir hätten nachts einen leichten Job, und man hat uns Stellen gestrichen. So waren wir also zu dritt für über 200 Passagiere. An Schlaf war nicht zu denken! Ich musste ununterbrochen herumrennen. In Brasilien hatten wir diesmal nur einen Tag Pause. Dann wieder zurück nach Zürich, wieder in der Nacht, wieder mit vollem Flugzeug. Von Zeitverschiebung und Jetlag will ich gar nichts sagen, das bin ich gewohnt!

Zeitverschiebung, Jetlag

Als ich dann hier ankam, holten mich mein Freund und ein paar Kollegen ab, und wir fuhren in die Berge zum Skifahren. Von Meereshöhe und feuchter Hitze hinauf auf 2000 m, mit Schnee und blauem Himmel! Es war grossartig, mal abgesehen von den Kopfschmerzen. Ich muss dazu sagen, dass ich früher schon versucht hatte, nach einem so anstrengenden Flug einen Tag Pause einzulegen, einfach rumzuhängen und nichts zu tun. Das hat mich aber noch mehr gestresst, das hielt ich überhaupt nicht aus. Schliesslich liegt mir auch viel an meiner Beziehung. So waren wir also glücklich in den Bergen, fuhren Ski, und natürlich genoss ich am Abend auch gutes Essen, Wein und ein paar Zigaretten.

Was mein Kopfweh sicher noch zusätzlich beeinflusst hat, waren meine Tage. Während dieser Zeit habe ich ohnehin meistens Migräne. Aber was soll ich tun? Ich will doch nicht alles aufgeben, was mir lieb ist! Zum Glück bin ich ja hart im Nehmen und kann viel ertragen. Aber die Kopfschmerzen wäre ich schon gerne los.

Wir begannen mit einem Training der Selbstwahrnehmung in kleinsten Schritten. Ziel war, dass die Patientin zu einem beliebigen Zeitpunkt eine realistische Selbsteinschätzung abrufen konnte, dass sie verlässlich wissen konnte, wie es ihr gerade ging. So etwas muss vom Körper her erfahren werden, damit es funktioniert. Da sie seit jeher an kalte Hände und Füsse gewohnt war, begannen wir damit.

Realistische Selbsteinschätzung abrufen

Mindestens fünfmal täglich sollte sie – wie eine Pilotin ihr Flugzeug – die Temperatur ihrer Hände und Füsse überprüfen. Und zwar anhand einer inneren, persönlichen Normallinie, die das markierte, was sich für sie gewohnt oder eben normal anfühlte. Bei jeder Überprüfung sollte sie für sich feststellen, ob die wahrgenommene Körpertemperatur unter oder über ihrer Normallinie lag. *Unter der Linie* heisst dabei unangenehm, unwohl, *über der Linie* ist gleichbedeutend mit angenehm, wohlig.

Es funktionierte keineswegs fünfmal täglich, aber doch ab und zu, zwischendurch. Und innerhalb eines Monats geschah etwas Bemerkenswertes: Die zunächst simple Wahrnehmungsübung hatte eine Eigendynamik entwickelt. Plötzlich war die ganze Person miteinbezogen.

Kopfschmerzen habe ich heute keine. Aber mir fällt auf, auch jetzt, während ich davon spreche, dass es einen Unterschied gibt zwischen meiner linken und meiner rechten Körperseite. Rechts bemerke ich etwas. Physisch kann ich das so beschreiben: Meine linke Seite ist klar, hell und okay. Meine rechte Seite ist im Vergleich dazu dumpfer, tauber. Um die Schläfe, an den Kopfschmerzpunkten und im Nacken fühlt es sich irgendwie wolkig an. Was für eine Stimmung damit verbunden ist? Das sind unangenehme Gefühle. Wenn ich bei meiner rechten Körperseite verweile, fühle ich mich ärgerlich, ohnmächtig, frustriert. Aus dieser Stimmung kommt spontan ein Impuls: Das soll weg! Die rechte Seite soll so sein wie die linke!

Im Focusing-Training nehmen wir vertraute Reaktionen wie diesen Impuls einfach zur Kenntnis: Danke, empfangen und gehört! Die Botschaft darin ist ja weder neu noch überraschend, sondern lediglich gut verständlich. Was aber hält das wolkige, frustrierte Etwas an Information bereit? Ist es vorstellbar und erträglich, mit diesem Etwas ein wenig zusammenzusitzen? Wie vielleicht mit einer guten Freundin, die gerade nichts sagt, aber offensichtlich etwas auf dem Herzen hat? Zwei Arten von Fragen eignen sich in solchen Situationen: Was macht dir Angst? Und: Was brauchst du?
Und dann: warten und hinhören.

Okay: Die Gefühle sind zum Aushalten. Ich frage da mal hin. – Sie verweilt vielleicht eine Minute schweigend; dann schaut sie auf und sagt ein wenig ironisch und amüsiert: Es kommt jetzt ein Satz, der gut zu dieser Körperseite passt: Ich will ein rechtes Leben!

»Kopfschmerzen sind von den Menschen beschrieben worden, seit sie schreiben können. Diese litten zu allen Zeiten und überall daran und hielten sie immer für so wichtig, dass wir sie durchaus nicht nur als typische Leiden unserer Zeit, als Zivilisationskrankheiten ansehen können. Kopfschmerzen erzeugen aber auch ein unheimliches Kausalitätsbedürfnis, da ein Grundleiden meist fehlt: Es muss doch von irgendetwas kommen, es kann doch nicht ohne Grund so sehr wehtun …«

(*Hansruedi Isler*, Neurologe:
Bemerkungen zur Geschichte des Kopfwehs
und der Migräne, 1997)

10. *Die Bitte um einen Grund im Körper. Verstecktes Leiden*

Eine Frau von 42 Jahren, die sechsmal pro Monat während rund drei Tagen an Kopfweh leidet, hat genug. Die ärztliche Diagnose lautet chronifizierte Migräne mit Aura. In den vergangenen 20 Jahren hatte die Frau sehr viel versucht, um ihr Kopfweh zu bannen: Medikamentöse Therapien, Heilmittelkuren, fernöstliche Behandlungen und hiesige alternative Methoden: Nichts half. Auch während unserer Stunden brachte sie Unterlagen von einem weiteren Versuch mit. Die erhebliche Investition hatte sich nicht ausbezahlt, ihr Kopfweh reagierte nicht darauf wie versprochen.

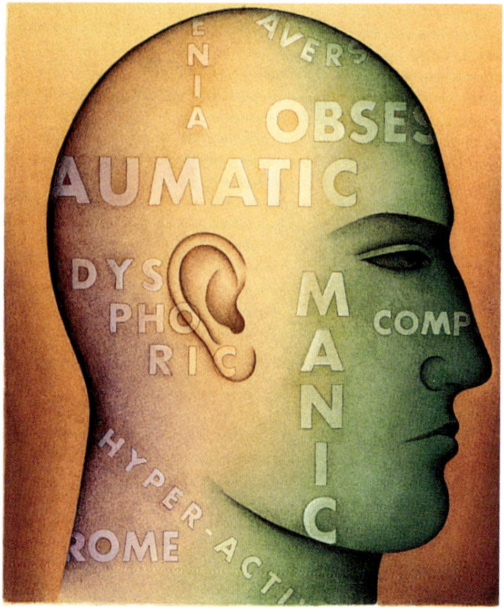

Oft scheint nichts zu helfen

Die Erfahrung, wie undankbar dieses Leiden ist: Von aussen ist praktisch nichts zu sehen, und im Körper wird von der Medizin nichts gefunden

Im Sommer, als ich eben sechs Jahre alt geworden war, bekam ich eine Hirnhautentzündung. Ich lebte auf dem Lande, und es geschah im Freien, während ich den Eltern auf dem Felde half. Wir hatten einen Bauernhof. Ich erinnere mich, dass die Sonne sehr hell war und mein Kopf wehtat. Das dauerte etwa zwei Tage, und dann wurden die Schmerzen unerträglich. Meine Mutter hatte mir kühle Wickel gemacht, aber nichts half mehr. Ich wurde ins Spital im Städtchen gebracht. Dort musste ich zwei oder drei Wochen bleiben. Und seitdem kenne ich das Kopfweh.

Wenn ich jetzt zurückblicke, 36 Jahre, dann bin ich seit damals lichtempfindlich. Grelles Sonnenlicht und vor allem Neonlampen sind extrem für mich, da reagiere ich sehr empfindlich. Ich glaube auch, dass ich seit damals eine Konzentrationsschwäche habe und nur schwer etwas auswendig lernen kann. Auch die Übelkeit und ein komisches Gefühl im ganzen Körper kommen dazu. Mir fehlt die Energie. Ich fühle mich schlapp. Das alles gehört für mich zum Alltag.

»Ich fühle mich schlapp«

! Als wir ihre Schmerzen weiter erforschen, zeigt sich noch etwas: Seit einem Wohnungswechsel vor vier Jahren hat sich eine Verspannung eingeschlichen, die vom Nacken ausgeht und über den ganzen Kopf ausstrahlt.

Diese inzwischen alltäglich-vertraute Empfindung gehört für sie nicht zu dem, was sie als Schmerz erlebt. Aber der schwere Kopf und der Druck dabei machen ihr zusätzlich zu schaffen. Und einmal mehr ist sie in einer alternativen Behandlung, die auch bei Migränefällen Erfolge zu verbuchen hat. Einmal mehr wurde ihr gesagt, was bei ihr nicht stimmt und korrigiert werden soll. Inzwischen spürt sie einen Teil in ihr, der immer skeptischer wird und immer lauter zweifelt.

Es muss doch etwas geben in meinem Körper, das der Grund ist für mein Kopfweh! Mein Mann z.B. ist wetterfühlig. Er spürt kommende Wetterwechsel an seinen Narben und der Stelle, wo ein Knochen gebrochen war. Alles, was ich kenne, hat irgendeine Verbindung zum Körper, alles hat eine körperliche Ursache. Nach dieser Logik muss es doch auch im Kopf etwas Nachweisbares geben, was die Migräne angeht – und wenn nicht im Kopf selber, dann irgendwo sonst in meinem Körper.

Ärzte-Odysseen

Ich war ja schon bei so vielen Ärzten! Ich war beim Chiropraktiker, beim Orthopäden, beim Zahnarzt und bei vielen anderen. Und alle sagen: Wir stellen hier und da etwas fest, das nicht ganz der gesunden Normalität entspricht. Sie sagen: Wir könnten mit einem Eingriff, mit diesem und jenem zumindest versuchen, die Migräne zu beseitigen.

Das Focusing-Training setzt hier auf einer basalen Ebene an, jener der Wahrnehmung über die Körpersinne. Diese sinnesorientierte Selbstwahrnehmung wird verknüpft mit der Beobachtung einer jeweiligen Situation. Das Ziel ist u.a. ein persönliches Frühwarnsystem, das erlaubt, die Vorschmerzphase (in der Fachsprache Prodrom) deutlicher zu erkennen.

Wenn eine Migräneattacke nämlich zurückverfolgt wird, zeigt sich in vielen Fällen, dass vor dem Einsetzen der Kopfschmerzen selbst bereits einiges nicht mehr in Ordnung war.

! Zwischen dem persönlichen Normalzustand, wo alles stimmt, und dem Beginn der Kopfschmerzen liegt ein interessantes Zeitgebiet. Es lohnt sich, diesen weissen Fleck im konkreten Alltag zu beobachten. Befriedigt wird dabei auch jener Teil, der auf einem körperlichen Bezug besteht: Zwar zeigt sich nicht eine letztliche Ursache, wohl aber werden die Auslöser für die eigenen Kopfschmerzen immer deutlicher.

Mir ist aufgefallen, dass meine Nase und mein Mund im normalen Zustand und bei beginnendem Kopfweh unterschiedlich reagieren. Ein gutes Beispiel ist frisch gemahlener Kaffee. Ohne Kopfweh liebe ich diesen Geruch. Und wenn ich den Kaffee trinke, ist mir der Geschmack sehr angenehm. Bevor aber mein Kopfweh einsetzt, empfinde ich den Geruch als unangenehm, und im Mund scheint mir der Geschmack vermindert, irgendwie unklar.

Ein anderes Beispiel ist für mich der Föhn (eine charakteristische Wetterlage mit warmen Temperaturen und hohem Luftdruck): Ich kann ihn richtig riechen. Ich sage dann, ich habe den Föhn in der Nase. Und ich hasse ihn, weil er mir Kopfweh macht. Noch etwas ist mir in der Vorschmerzphase aufgefallen: Ich bin entweder extrem müde oder ich könnte pausenlos arbeiten, ohne aufzuhören.

Der zentrale Ansatz hier ist dieser: Dem eigenen Körperwesen auf den Grund zu gehen. Schritt für Schritt wird erfahren, wie der Körper im Alltag reagiert, aktiv und passiv ist. Dank einem direkten Bezug zum eigenen Körper wird präziser erlebbar, wann eine Situation wohlig empfunden wird und wann sie allenfalls ins Unbehagliche kippt.

Die Frau erreichte dank ihrem Training und der Kombination mit einer medikamentösen Basisbehandlung vorerst zweierlei: Die Migräne erschien noch etwa alle zwei Wochen statt wie früher sechsmal im Monat. Die Anfälle dauerten zwar wie bisher etwa drei Tage, erreichten jedoch nie mehr die frühere Intensität an Schmerzen.

»*Sacks* schrieb sein erstes Buch, eine Abhandlung
über Migräne.
Von Kindesbeinen an hatte ihn die Migräne begleitet,
und er wird bis heute von Anfällen geplagt.
Eine seiner frühesten Kindheitserinnerungen ist ein
Migräneanfall, bei dem er jegliche Vorstellung über die
eine Hälfte seines Körpers verlor.
Möglicherweise, sagt *Sacks*, liege in dieser qualvollen
Erfahrung der Schlüssel für seine Berufswahl,
Neurologie zu studieren: die Erkenntnis darüber,
dass die Welt nicht als Ganzes einem Menschen gegeben,
sondern vom Hirn eines jeden Einzelnen konstruiert
wird und jederzeit teilweise oder gänzlich wieder
weggenommen werden kann.«

(*René Ammann* in: *Das Magazin*, Zürich, 1995)

11. Schmerzen erleben. Reise durch eine Migräneattacke

Eine Hypothese medizinischer Fachleute sagt es, und die Erfahrung vieler Betroffener bestätigt es: Kopfschmerzen und Migräne lassen sich vielleicht aushalten und ertragen. Aber man wird dadurch nicht härter im Nehmen der Schmerzen. Es entsteht kein Gewöhnungseffekt, der einen nächsten Anfall auffängt und etwas weniger heftig macht. Der Gewöhnungseffekt ist im Gegenteil von übler Natur. Das Hirn, die Schmerzleitungen, die zuständigen Nerven, sie alle scheinen die wiederholte Schmerzerfahrung zu speichern. Manche Experten sprechen dann von einem Schmerzgedächtnis.

Das Experiment einer ausgedehnteren Reise in den eigenen Schmerz kann dennoch fruchtbar sein. Ein guter Freund von mir hat es getan. Hier ist sein Bericht:

Meine Idee war, einen Migräneanfall zu beobachten, wenn ich die Musse dazu hätte. Ich sollte keine zwingenden Tätigkeiten am Hals haben, und ich wollte mit dem Schmerz mitgehen, solange er mir noch erträglich schien. Ich nahm mir vor, ein minutiöses Logbuch zu führen. An einem Samstag war es so weit. Meine Partnerin war für das Wochenende ausser Haus, und ich hatte die nötige Zeit.

Schmerz schon im Traum

Den ersten Schmerz in der linken Schläfe spürte ich bereits in den letzten Träumen vor dem Erwachen. Es war 7 Uhr. Ich stand auf und fütterte die Katze. Dann legte ich mich wieder ins Bett. Als ich gegen 10 wieder aufwachte, waren die Schmerzen stärker, so stark schon, dass ich an Medikamente dachte. Gleichzeitig fühlte ich mich immer noch so müde und k.o., dass ich liegen blieb.

Liegen unerträglich

Wellenförmige Schmerzentwicklung

Um 12 Uhr mittags aber trieb das einseitige Hämmern und Stechen mich aus dem Bett. Liegen wurde unerträglich. Die Bewegung durch die Zimmer liess die Intensität der Schmerzen abklingen. Wieder einmal wurde mir die Wellenbewegung der Schmerzentwicklung deutlich. Das war mir in vielen vorangegangenen Anfällen immer wieder aufgefallen: Der Schmerz begann und stieg über eine gewisse Zeitspanne an, bis zu einem vorläufigen Höhepunkt. Dann schien er für ein Weilchen, manchmal bis zu einer halben Stunde, innezuhalten oder gar schwächer zu werden. Nur um anschliessend in einer neuen Runde noch stärker aufzudrehen.

Bis 1 Uhr hing ich nüchtern rum. Ich las die Tageszeitung, diagonal und punktuell, blätterte und schmökerte, wo ich gerade hängen blieb. Im Magazin zum Wochenende *war ein interessanter Artikel über die Entschleunigung klassischer Musik in zeitgenössischen Interpretationen: Das ging mir mühelos und sozusagen schmerzfrei ins Bewusstsein. Wenn ich jedoch die News lesen wollte, stachen mir die Sätze in den Kopf. Der Schmerz hatte sich inzwischen in beide Schläfe ausgebreitet, links immer noch etwas stärker. Er zog zudem runter in die seitlichen Halsschlagadern. Es war angenehm, dort mit den Fingern draufzudrücken.*

Um 1 Uhr machte ich mir ein leichtes Frühstück: Kaffee, Toast, Saft und eine Vitaminpille. Ich hatte das Radio an und zappte auf den FM-Stationen rum. Mir fiel auf, dass ich stärker als sonst auf Musik, Stimmen, Jingles und die üblichen Geräusche reagierte. Stärker heisst emotionaler, empfindlicher nicht auf Lautstärke, sondern auf Qualitäten. Nach der Mahlzeit dachte ich kurz an eine mögliche Übelkeit, die mich zum Glück nur selten packt. Ich spürte deutlich, dass ich etwas im Magen hatte. Und die Schmerzen kamen wieder heftiger auf. Noch ein Experiment: Sobald ich auch nur an Aufgaben dachte, die es noch zu erledigen galt oder die geplant waren, wurden die Schmerzen deutlicher. Ich liess das also sehr schnell bleiben.

Depressives Loch

Nach 2 Uhr fühlte ich mich etwas rastlos, unruhig. Und plötzlich stolperte ich in ein depressives Loch. Da war das Gefühl, keinen Boden mehr unter mir zu haben. Meine Partnerin fehlte mir und war nicht erreichbar. Ich rief meine Schwester an, die ich zuhause wusste. Wir verabredeten uns zum Lunch in der Woche darauf. Die Kopfschmerzen blieben stabil. Auf meiner persönlichen Skala von 1 bis 10 waren sie jetzt auf Stufe 6. Für mich bedeutet das markant, aber zum Aushalten. Wenn ich abrupt aufstand, wurde das Stechen heftiger. Ich liess meine Absicht, Fitness zu betreiben, fahren. Körperliche Anstrengung treibt die Schmerzen hoch, und ab Stufe 9 kotze ich definitiv.

Wie Projektionen wahrnehmen

Also entspannte ich mich bewusst und ging zwischen 3 und 4 Uhr zu Fuss einkaufen. Im nahen Supermarkt nahm ich die Menschen wie Projektionen wahr. Ich sah sie wie durch eine wabernde, transparente Schicht. Die Schmerzen blieben weiterhin stabil. Wieder zuhause, hing ich Wäsche auf, trank ein alkoholfreies Bier und widmete mich diesen Notizen. Etwas war mir beim Einkaufen besonders aufgefallen: Beim Einpacken der Waren nach der

Kasse nahm ich einen eigenartig angenehmen, ja schönen Zustand wahr. Ich empfand für einen Moment einen völligen Einklang von mir und meiner Umgebung, Menschen wie Dingen. Und es wurde mir deutlich, dass ich das körperlich, gefühlsmässig und intellektuell so empfand. Alles war irgendwie attraktiv, für sich allein und in Beziehung zu dem rundherum.

Zwischen 4 und 1/2 5 Uhr fiel mir zum wiederholten Male auf, wie sich während eines Migräneanfalls mein Zeitempfinden verändert: Das jetzt ist deutlicher, und die Zeitdauer schrumpft. Mein Schmerz hatte inzwischen eine ziemlich sinnlose Qualität. Jede grössere Bewegung verstärkte ihn. Meine Stimmung wurde depressiv, unruhig und geladen. Ich blätterte wieder in Zeitungen. Fand fast alles idiotisch, belanglos oder dumm. Mein Körper hatte Hunger. Doch mein Magen streikte, lag da wie ein Stein. Der Schmerz hatte insgesamt etwas zugelegt, pendelte bei 6,5.

Verändertes Zeitempfinden

Draussen war es nass, trübe und kühl. Ein Scheiss-Samstagnachmittag! Ich verspürte Lust auf Sex, doch eher als Ablenkung, auf mich bezogen. Und dazu deutlichen Ärger, ohne Objekt. Ich braute mir einen japanischen Grüntee. Ich stiess auf Paul Parins *genialen Artikel »Weise Pharma-Greise«: Gegen den Tod kann der Mensch nichts. Aber gegen das Leiden ist mehr als ein Kraut gewachsen. Ein Lob auf die Segnungen der Pharmakologie und ein Plädoyer für die Lebenshilfe zum Altersglück. (*Weltwoche Magazin, *März 1995). Ich las, trank Tee, und mein Kopfschmerz sank auf Stufe 5!*

Um 18:15 Uhr ging ich in meine letzte Runde als Beobachter. Die Migräne hämmerte wieder, jetzt auf Stufe 7,5. In meiner linken Schläfe wurde es zunehmend unerträglich. Um 1/2 7, auf Stufe 8, nahm ich ein hochdosiertes Schmerzmittel in Zäpfchenform, von dem ich wusste, dass es mir schon öfter geholfen hatte. Mein Magen war leer, und mir war übel. Ich spürte meinen üblichen Bedarf an frischer Luft und Kühle in diesem Zustand. Jede Position meines Körpers erwies sich als quälend. Ich fror an Händen und Füssen. Meine Hände zitterten. Das Radio hatte ich längst ausgeschaltet: Gegen Geräusche war ich jetzt ebenso allergisch wie gegen Licht und Gerüche.

Frieren und zittern

Die erste lindernde Wirkung setzte bereits nach 20 Minuten ein. Uff! Ich konnte wieder seitlich liegen bleiben, das Gewicht meines Kopfes auf dem rechten Handballen. Mit der linken Hand drückte ich auf die schmerzende linke Schläfe. Derart gehalten empfand ich eine zusätzliche Linderung und ein Gefühl von Geborgenheit. Die Glocken der nahen Kirche, die 7 Uhr schlugen, nahm ich nicht mehr wahr. Ich war angenehm weggetaucht. Später erreichte mich der Glockenschlag von 19.15 Uhr, und ich realisierte, dass meine Schmerzen runter waren, auf Stufe 3 oder 2. Ich schlief wieder ein, glücklich, entspannt, mit nun warmen Händen und Füssen.

Eine Stunde später erwachte ich schmerzfrei, hungrig und zufrieden. Ich ass und trank. Um 1/4 nach 9 ging ich erneut zu Bett und schlief durch bis Sonntag um 10. Es war ein erschöpfter Schlaf, von vielen, eher anstrengenden Träumen durchzogen.

»Bodymind medicine is based on the recognition of the relationship between mind and body, the body's innate healing potential, and the partnership of patient and healer in restoring the body to health.«

»Körper-Seele-Medizin basiert auf der Anerkennung, dass die beiden in einer Beziehung stehen, dass dem Körper ein Potential zur Heilung innewohnt und dass Patient und Heiler die körperliche Gesundheit gemeinsam wiederherstellen.«

(*Candace B. Pert, Ph.D.*, in:
Molecules of Emotion, 1997)

12. Wo ein Medikament hinfällt. Wirkt es oder wirkt es nicht?

Die Frau ist 53, arbeitet vormittags als Sachbearbeiterin bei einem Grossverteiler für Zeitungskioske. Ihre erste Migräne hatte sie mit 17. Seit 20 Jahren leidet sie an ein bis zwei Attacken pro Monat und verbringt etwa 20 weitere Tage mit Kopfschmerzen. Die ärztliche Diagnose lautet chronifizierte Migräne ohne Aura und Spannungstyp-Kopfschmerzen.

! Diese Geschichte deutet an, was für eine mächtige Rolle Körper und Geist spielen, wenn ein Medikament eingenommen wird. Sie macht deutlich, was ein Kontakt nach innen, zum eigenen Körper, bewirken kann.

Seit vielleicht 20 Jahren nehme ich das Schmerzmittel X, früher in Tablettenform, seit einiger Zeit als Pulver, in Wasser aufgelöst. Wenn meine Kopfschmerzen eine Stärke erreicht haben, wo ich nicht mehr arbeiten oder normal funktionieren kann, dann nehme ich 2 Briefchen à 500 mg. Meistens wird das Kopfweh binnen 30 Minuten besser. Es verschwindet nie ganz, aber es wird etwas besser. Wenn es drei Stunden danach immer weiter schmerzt, nehme ich wieder 2 Dosen. Und manchmal am gleichen Tag nach weiteren drei Stunden nochmals 2. Ich habe schon Medikamente mit anderen Wirkstoffen ausprobiert, aber die Erfolge waren schlecht. Kein Schmerzmittel ist mir so vertraut wie das X.

Problematisches neues Medikament

Nun hatte mir der Neurologe nach der Untersuchung zu dieser Therapie vor einigen Wochen u.a. auch ein Schmerzmittel mitgegeben. Es heisst Y, ist in Pulverform wie das X, und ich kannte es noch nicht. Am vergangenen Donnerstag erwachte ich so gegen 6 Uhr mit starkem Kopfweh. Also dachte ich, gut, jetzt nehme ich eben mal das neue Medikament. Ich löste es wie mein ge-

wohntes Schmerzmittel in einem halben Glas Wasser auf. Es sieht genauso milchig weiss aus wie das X, und es schmeckt auch gleich, da konnte ich keinen Unterschied feststellen.

Ich war eher neugierig und in einer positiven Erwartung und hoffte natürlich, es würde möglichst bald seine Wirkung tun. Ich wartete und wartete. Die 30 Minuten waren um. Es geschah nichts. Die Kopfschmerzen blieben unverändert stark. Ich musste zur Arbeit. Es war bereits 1/2 8. Meiner Meinung nach hätte ich ein Glas blosses Wasser trinken können – ich verspürte keinerlei Wirkung, nichts. Auch nicht nach mehr als einer Stunde.

Nein, ich habe mich nicht darum gekümmert, was für ein Wirkstoff in Y enthalten ist. Ich könnte auch nicht sagen, wie hoch die Dosierung eines Briefchens ist, ich habe es nicht so genau angeschaut. Ich habe das Mittel ja erst ein einziges Mal eingenommen, und zwar deshalb, weil der Arzt es mir empfohlen hatte. Später, gegen Mittag, nahm ich dann mein vertrautes Medikament, und es wirkte wie immer. Nicht toll, aber immerhin.

Irritierend und spannend zugleich

Die gemeinsame Abklärung hat zwei ebenso irritierende wie spannende Fakten ergeben: Zum einen ist in beiden Medikamenten der gleiche Wirkstoff. Und sowohl X als auch Y enthalten nur diesen einen Wirkstoff. Markenname und Verpackungsdesign sind zwar verschieden, die in Wasser aufgelösten Mittel jedoch, wie beschrieben, nicht zu unterscheiden.

Und das Zweite: Der Neurologe hatte der Frau das Schmerzmittel in einer Dosierung mitgegeben, die bei einer einsetzenden Migräne medizinisch angemessen ist. Die Dosierung von Y ist, wie wir nun feststellten, 1000 mg. Also gleich hoch wie das, was sie üblicherweise mit ihren ersten zwei Portionen des Mittels X einnahm. Allerdings in nur einem Briefchen. Doch die Frau hat dafür eine eigene, viel originellere Erklärung.

Ich bin wirklich sehr erstaunt. Das dünkt mich unlogisch. Ich kann es mir auch nicht erklären. Ich weiss nur ganz klar, dass ich vom Medikament Y nichts gespürt habe. Was meine Fantasie dazu ist, wie so etwas möglich ist? (Sie lehnt sich zurück und lacht verhalten. Was sie sagen will, ist ihr ein bisschen peinlich – und gleichzeitig amüsiert sie sich darüber.) Das klingt ja komisch, aber ich denke es ist so: Wenn das Medikament X kommt, das ich immer nehme, dann weiss der Körper: Aha, jetzt kommt das, jetzt muss ich mit den Schmerzen runterfahren! Er weiss dann, dass es zu viel wurde. Und er reagiert. (Sie lacht.) Das Mittel Y kannte er nicht – vielleicht hat er darum auch nicht geschaltet. Das gibt mir zu denken. Wenn ich den Körper überlisten könnte?

Den Körper überlisten?

Und eine weitere Betrachtungsweise ist diese: Dass ihr Körper die in einer unbekannten Form angebotenen 1000 mg des Medikaments scheinbar ignoriert, weist auch auf eine Power hin. Wir hatten von der Selbstheilungskraft gesprochen, dank der erst und überhaupt Besserung und Heilung möglich werden. Sieht sie da eine Verbindung? Kann sie damit irgendwie in Verbindung treten? Ihr Impuls ist zunächst der, »den Körper zu überlisten«: Auch darauf kann schliesslich ein freundlicher Kontakt zu sich selbst aufgebaut werden. Das Focusing-Training nutzt jeden Ansatz als Ressource.

Ein Schmerzmittel kann nicht nur wirkungslos durch Sie hindurchfallen, weil Körper und Geist in einem Missverständnis sind. Es kann auch ohne spürbare Wirkung eingenommen werden, wenn Sie sich in Ihrer Umgebung verlieren.

Das beschreibt eine berufstätige Frau und Mutter von 42 Jahren, die seit ihrem 40. Geburtstag fast täglich und zunehmend heftig unter Kopfschmerzen leidet. Die ärztliche Diagnose lautet chronische Spannungstyp-Kopfschmerzen mit Exazerbation (Verschlimmerung) in Migräne ohne Aura.

Ich hatte eine üble Woche, mit viel Kopfweh. Medikamente nehme ich ja nur, wenn es ganz schlimm wird. Heute früh war es so weit. Ich erwachte schon um 5 Uhr mit Kopfschmerzen, viel zu früh. Eingeschlafen war ich noch ohne. Um 20 nach 6 stand ich dann auf und ass ein Frühstück. Die Schmerzen waren auf meiner persönlichen Skala von 1 bis 10 etwa auf Stufe 5. Bei 6,5 liegt meine Schmerzgrenze, dann nehme ich etwas.

Ich hatte einen anstrengenden Vormittag im Büro vor mir. Als ich dort um 8 eintraf und sah, was los war, löste ich als Erstes mein gewohntes Anfallsmittel in einem Glas Wasser auf und trank das. Es herrschte eine enorme Hektik, weil die vernetzten Computer »ausgestiegen« waren. Die Buchhaltung lief Amok. Bei uns sind alle Türen offen, jeder bekommt alles mit.

Eine halbe Stunde verging, doch ich spürte keinerlei lindernde Wirkung des Medikaments. Von 1/4 vor 9 war ich in einer Sitzung bis gegen 1/2 10. Es besteht ein permanenter Leistungsdruck, dem sich niemand entziehen kann. Für eine Pause war dann keine Zeit mehr. Das System lief wieder. Die Zahlen mussten geliefert werden. Ich zog es durch, bis 12 Uhr. Meine Kopfschmerzen hielten unvermindert an, und vom Mittel spürte ich rein nichts. Schliesslich musste ich mich beeilen, um den Zug zu erreichen. Ich bin unterwegs etwas eingenickt vor Müdigkeit. In dieser Zeit spürte ich die Kopfschmerzen nicht. Aber jetzt bin ich hier und die Schmerzen sind wieder da, Stufe 6.

Wir sprechen darüber, dass Sie während der letzten sechs, sieben Stunden weder Zeit noch Gelegenheit hatte, ihren Körper als Ganzes wahrzunehmen und im Kontakt mit ihren Gefühlen, ihrer Stimmung zu sein.

Es scheint, dass der Körper eine gewisse minimale Präsenz braucht, damit auch ein Schmerzmittel wirken kann. Das bedeutet, dass man mit seiner Aufmerksamkeit nicht zu stark ausser sich weilen darf. Umgekehrt kann ein sehr massives Medikament diese Präsenz vorübergehend auch verschlucken, mit der Folge, dass die Person in ihrem gewohnten Alltag nicht mehr funktioniert.

Wenn ich mich als Ganzes sehe, mich heute morgen im Büro, dann benötigte meine geistige Präsenz bestimmt über 80% meiner ganzen Wahrnehmung. Ich musste die ganze Zeit Dinge überlegen, nachdenken, mit andern über Zahlen und Fakten sprechen. Es wird mir jetzt klar, dass ich körperlich irgendwie funktionierte, trotz dem Kopfweh. Da war zusätzlich ein Schmerz im Rücken, eine böse Verspannung. Und eine schlimme Müdigkeit, die mich auf der Zugfahrt dann einnicken liess. Meine Stimmung blendete ich aus. Wenn ich jetzt daran zurückdenke, war ich aggressiv und traurig zugleich. Ich fühlte eine Niedergeschlagenheit, ich war nahe am Heulen. Das alles hatte keinen Platz. So gesehen, war das Medikament viel zu schwach, obwohl es sonst ja recht gut wirkt.

Gleichzeitig aggressiv und traurig

Im Training nutzen wir also die körperliche Selbstwahrnehmung auch in solchen Situationen, in denen die Aussenwelt einen fast auffrisst. Der eigene Körper braucht und schätzt diese Präsenz. Es ist eine alte Weisheit, die täglichen Verrichtungen so bewusst wie nur möglich zu tun. Und es scheint, dass das auch für die Einnahme eines Medikaments gilt. Mehr dazu lesen Sie unter Medizinritual, gleich anschliessend.

»Kopfweh ist eine Ganzkörperkrankheit.«

(*Rolf Aeberli, Dr. phil. I*,
Psychotherapeut und Schmerztherapeut, 1998)

13. Medizinritual. Ein Schmerzmittel bewusst einnehmen

Der gut 60-jährige Mann, ein frühpensionierter Chemie-Manager, ist seit dem Alter von etwa sechs Jahren mit seinem Kopfweh verbunden. Die ärztliche Diagnose lautet entsprechend auf Migräne ohne Aura mit Beginn in der Kindheit, zunehmend chronisch und therapieresistent. Im Rahmen der Schmerztherapie experimentiert er zunehmend erfolgreich mit einer rituellen Einnahme seiner Anfallsmedikamente.

Rituelle Einnahme

Wie nahm ich denn üblicherweise meine Schmerzmittel? Vor allem mit einem schlechten Gewissen. Wenn ich merkte, dass eine Attacke im Anzug war, wurde ich ganz kribbelig wegen der Medikamente. Ich schwankte jeweils zwischen zwei Extremen. Das eine war meist sinnlos: Ich blieb reglos und wartete einfach ab. Das andere war ein Aktivismus mit einem Schneeballeffekt: Ich geriet in einen erregten inneren Dialog, angefeuert von der Angst vor der Migräne. Gleichzeitig hatte ich Angst vor der Medikamentenhäufung. Sollte ich die drohende Attacke kupieren oder »durchstieren«? Ich empfand auch Enttäuschung und Wut, weil mich die Migräne so hinterlistig überfiel. Schliesslich siegte meine Angst vor dem drohenden, überwältigenden Schmerz, und ich griff zum Mittel.

Meist schluckte ich das Medikament in der Küche. Ich stand vor dem Schüttstein, drehte den Hahn auf, drückte 2 Tabletten durch die Verpackungsfolie und spülte sie mit einem halben Glas Wasser runter. Das dauerte alles nur eine Minute oder so. Ich weiss, dass ich hoffte, die Wirkung solle möglichst rasch einsetzen – und dass ich mich jedes Mal nervte wegen der Chemie, die dem Körper schadet. Schmerzzäpfchen nahm ich mit den gleichen gemischten Gefühlen. Und danach wollte ich einfach weitermachen mit dem, an dem ich gerade dran war.

Inzwischen ist, seit dem Beginn der Schmerztherapie, ein Beziehungsjahr mit mir selber vergangen. Ich übte eine »Gehörschulung« in eigener Sache. Ich kenne meinen Körper besser, wir sind interaktiv. Ich kann mehr bei mir selber verweilen. Ich muss nicht mehr so schnell ausser mich geraten. Ich habe viel weniger Angst vor der Migräne und kann gut mit ihr umgehen. Das hat auch positive Auswirkungen auf meine Frau. Mein neuer Umgang mit der Migräne entlastet sie. Dazu erlebe ich nun manche Woche ganz ohne Anfall. Das ist jedes Mal eine auch medikamentenfreie Woche!

Mit der Migräne besser umgehen

Entschleunigung

Wie nehme ich heute meine Schmerzmittel? Vor allem in einer bewussten Entschleunigung, verbunden mit einer willkommenen Ruhepause. Am Mon-

tagmorgen zum Beispiel erwachte ich mit leichtem Kopfweh. Schon am Vorabend um 9 war mir beim Klavierspielen aufgefallen, dass ich die Noten schlechter lesen konnte als sonst. Sie schienen zu verschwimmen. In der Nacht schlief ich dann acht Stunden wie gewohnt. Die Schmerzen beim Aufstehen nahmen jede halbe Stunde zu.

Um 10 Uhr vormittags wurde es mir zu viel. Ich legte mir das verschriebene Medikament bereit und begann mein Wahrnehmungstraining. Die Tablette nahm ich sehr bewusst ein. Dabei ging mir zweierlei durch den Kopf: Zum einen wusste ich, dass dieses Anfallsmittel mir schon sehr befriedigend geholfen hatte. Ich hatte auch nie Nebenwirkungen erlebt. In dieser Hinsicht war es mir sympathisch. Zum andern wurde mir deutlich, dass ich mir jetzt damit etwas Gutes tat. Ich war im Schmerz wie gefangen und spürte eine Sehnsucht nach Erdung, weg vom Kopf. Das Schmerzmittel würde mich darin unterstützen. Ich schluckte es mit dieser Einstellung. Mit dem kühlen, säuerlichen Früchtetee vom Vortag. Aus einem meiner bevorzugten Gläser. Meine Wahrnehmung begleitete jeden Schluck bis hinunter in den Magen. Dann setzte ich mich im Wohnzimmer in meinen Lieblingssessel und begann mit meinem schon oft geübten »Besuch im Körper«.

Ich beobachtete, wie ich innert 60 Minuten schmerzfrei wurde. Diese ganze Stunde war ich dabei und erlebte den Übergang von einem quälenden Hämmern und Pulsieren zu einem leichten, etwas watteartigen Kopfgefühl. Ich begleitete das Medikament in meiner Vorstellung auf seiner Reise vom Magen ins Blut und hin zum Zentrum der Migräne. Ich malte mir aus, wie es da wirkte, wie die chemischen Stoffe sich mit den schmerzenden Fasern verbanden.

Ruhepause geniessen

Gleichzeitig mit dem abnehmenden Kopfweh begann ich die Ruhepause zu geniessen. Ich war wirklich wieder in der Lage zu sagen: So und so geht es mir jetzt. Mein Körper, meine Stimmung, meine Gedanken, das alles gehörte wieder zusammen. Mein Alltag lag ruhiger vor mir, und ich wusste sehr deutlich, was ich als Nächstes tun und an was ich dranbleiben wollte.

Dieser Mann erreichte viele Ziele in seiner aktiven Auseinandersetzung mit der Migräne. Die Schmerzdistanzierung und eine befriedigende Schmerzverarbeitung bieten ihm mehr Lebensqualität. Sein persönliches Stress-Management ist deutlich besser. Und die Therapieresistenz gegenüber seinen Medikamenten löste sich auf. Einerseits braucht er inzwischen weniger Schmerzmittel. Andererseits wirken diese sanfter und nachhaltiger. Beides ist ihm überaus willkommen.

»Als ich mich mit der Stadtgeschichte beschäftigte, fielen mir unentwegt Geschichten übers Köpfen in die Hand. Es beginnt schon mit den beiden Stadtheiligen, Felix und Regula, aber auch der Pfarrer der Kreuzkirche, Waser, der Bürgermeister Waldmann; am Anfang des 19. Jahrhunderts wünschte sich Zürich die Entwicklung einer Guillotine nach dem französischen Vorbild usw. Auf der anderen Seite hörte ich, wie schon gesagt, permanent Passantengespräche über Kopfleiden, im Burghölzli erklärte man mir die Präparation von Hirnschnitten – Zufälle vielleicht, die sich aber zu etwas Eigenem verbunden haben.«

»Mir gefällt dieser Gedanke, dass diese Blutspur in der Geschichte Zürichs ein kollektives Schuldbewusstsein verursacht, das heute noch Kopfschmerzen auslöst. Ein erfrischend willkürlicher Link, der sofort eine Phantasie in mir freisetzt.«

(*Susanne Hinkelbein*, Musikerin, *Barbara Frey*, Regisseurin: Nachtbuch Zürich. Eine Oper, 1998)

14. Zur Geografie der Schmerzfreiheit

Vision: kopfwehfreie Gegenden

Es ist offensichtlich, dass sich die Vision von kopfwehfreien Gegenden behaupten kann. Denn es gibt Orte, an denen Kopfschmerzen keine Chance haben oder wo zumindest wohltuend auf sie eingewirkt wird. Doch das sind individuelle Zonen, magische Kraftplätze für Einzelne. Und obwohl die Namen mit real existierenden Orten übereinstimmen, scheinen die persönlichen Erfahrungen dort genauso wesentlich zur Magie dazuzugehören.

Nietzsche

Prof. DDr. H. Holzhey und *Dr. med. H. Isler*, Neurologe, offerieren das Beispiel von *Nietzsche* (in: Das Kopfweh der Philosophen, 1984):

Schulabsenzen wegen Augen- und Kopfschmerzen sind schon für den zwölfjährigen Nietzsche *belegt; während der Jahre an der Landesschule in Pforta war der Kopfschmerz »ein ständiger Gast« bei* Nietzsche...

Wegen seines fürchterlichen Befindens musste er die Basler Professur aufgeben. Im Sommer 1881 suchte er das erste Mal, von 1883 bis 1888 dann in jedem Jahr Zuflucht in Sils-Maria im Engadin (Schweiz). Die Therapie: »Und darum gute Luft, gute Luft! Und weg jedenfalls aus der Nähe von allen Irren- und Krankenhäusern der Cultur!« Nietzsches *Lebensweise wurde zum Teil durch seine Migräne diktiert: Im Engadin hatte er weniger Attacken als im Unterland.*

Ein 30-jähriger Mann leidet seit seinem Umzug von Kanada in die Schweiz vor sechs Jahren an Kopfweh. Er ist wegen seinen Eltern Doppelbürger beider Staaten. Die ärztliche Diagnose lautet chronische Spannungstyp-Kopfschmerzen.

Wenn ich diesen Druck beschreiben soll, habe ich das Gefühl von Schleim und etwas Dickflüssigem im Kopf. Wenn ich mich kräftig schnäuze, kommt etwas davon aus meiner Nase, manchmal von hinten, aus dem Mund. Ich stelle mir vor, dass unter meiner Schädeldecke so eine Art aufgeweichter Toast liegt. Der produziert den ständigen Schleim und die Kopfschmerzen in den Schläfen. Er verhindert, dass ich frei durchatmen und problemlos schlucken kann. Und wegen ihm fühle ich mich nicht leicht, zuversichtlich und voller Energie, wie ich das früher gewohnt war. Vor drei Monaten war ich bei einem Hals-Nasen-Ohren-Spezialisten. Er hat meine Stirnhöhlen operiert. Aber geändert hat sich die Situation für mich seither nicht. Ich liess mich auch auf Allergien testen. Ich habe schon mit vielem experimentiert!

Ganz gut ist es für mich eigentlich nur in grossen Höhen. Im Flugzeug unterwegs, das ist exzellent! Und dann natürlich Ottawa, da, wo ich aufwuchs. Das frische Wasser des blauen Sees, wunderbar! Wenn ich zwischendurch dort bin, habe ich nie Kopfschmerzen. Ich verhalte mich hier genau gleich wie dort. Ich esse praktisch dasselbe, ich treibe viel Sport. Was wirklich anders ist, ist das Klima. Aber ich kann aus verschiedenen Gründen nicht zurück, ausser hin und wieder für Ferien.

Was ich nun suche, ist ein neuer Ort, mein ganz eigener Platz, wo ich mich niederlassen kann. Aber zuerst brauche ich den perfekten Job. Ich weiss, dass die Formel dazu irgendwo in meinem Kopf, in meinem Gehirn versteckt liegt. Könnte man die vielleicht mit Hypnose herausholen?

Hypnose?

Für eine Frau von 46 Jahren, verheiratet, Mutter von zwei Söhnen, begannen die Kopfschmerzen im Alter von 22. Damals zog sie aus beruflichen Gründen von Bern nach Zürich. Die ärztliche Diagnose lautet: chronifizierte Migräne, zum Teil mit Aura.

Zuerst wollte ich es einfach nicht wahrhaben. Ich und Migräne! Mir fiel auf, dass ich nach anstrengenden Arbeitstagen öfters mit pochenden und hämmernden Kopfschmerzen nach Hause ging. Mir war jeweils so übel, dass ich mich übergeben musste. Eines Tages sah mich eine Kollegin, selber Migränikerin, in diesem Zustand im Büro. Sie sagte: Du hast Migräne, das ist sonnenklar!

Zwar begann meine Migräne damals mit dem Umzug nach Zürich. Aber es war nicht so, dass ich danach in Bern keine Kopfschmerzen gehabt hätte. Ich war oft da, bei meiner Familie, und litt fast jedes Mal fürchterlich.

Doch vor 13 Jahren verbrachten wir, die ganze Familie, einen längeren Urlaub in Florida am Meer. Unser Ältester war damals sechs und litt an einer Hautkrankheit, die ihn bis heute begleitet. Und dort, in Florida, war alles weg, war alles prima. Seine Haut war rosig, und ich hatte während Wochen keinen Tag Kopfschmerzen. Natürlich dachten wir, es sei das Klima am Meer, das Salzwasser, Sonne und Luft. Doch an keinem anderen Ferienort konnten wir später diesen tollen Erfolg wiederholen, an keinem anderen Strand. So sage ich manchmal zu unserem Sohn, wenn wir wieder beide lei-

»In Florida war alles weg«

den: Wenn das alles unerträglich wird, wandern wir nach Florida aus. Dort sind wir gesund!

Eine 24 Jahre alte Studentin hat einen Ort entdeckt, wo ihr wohl ist und die Migräne wenigstens vorübergehend draussen bleibt. Sie erinnert sich, dass sie ihre erste Kopfschmerzattacke mit sieben hatte. Die ärztliche Diagnose lautet auf chronifizierte Migräne ohne Aura.

Ziel: eigene Lebensqualität finden

Mein Ziel ist, meine eigene Lebensqualität zu finden. Kann ich meine hohe Leistungsfähigkeit erhalten – und dabei kopfwehfrei leben? Oft erlebe ich eine ausweglose Situation: Entweder ist mir wohl mit mir selber, und ich bin dafür allein. Oder ich bin okay mit anderen – und fürchterlich genervt in mir selber. Da passt die Migräne gut hinein. Aber ich habe auch schon die Erfahrung gemacht, dass eine solche Situation umgekehrt aus der Migräne entsteht.

Golf spielen

Meine Eltern hatten mich eingeladen, mit ihnen in die Ferien zu kommen und Golf zu spielen. Ich war also auf dem Golfplatz und entdeckte mein eigenes Golf. Physisch war mir wohl, und meine Stimmung war gut. Und zwei ganze Tage lang war da gar nichts, kein Kopfweh. Zum ersten Mal seit sechs Jahren. Wenn ich Golf spiele, geht es mir gut!

»Was macht Zucker süss?
Zucker ist eine Struktur aus Kohlenstoff,
Wasserstoff und Sauerstoff.
Aber das Süsse ist in keinem der drei Bestandteile,
sondern entsteht durch die spezielle Art der Beziehung
dieser Moleküle.«

(*Fritjof Capra*, Physiker, Autor, 1996)

Teil C Experimente im Alltäglichen

Erfahrungsberichte von Focusing-Ansätzen, die sich bewährt haben.
Vertiefung der Methode

15. *Was in der Luft liegt. Kopfschmerzen als Puzzleteil*

Zwischen zwei Kulturen

Die junge Frau ist 21 und auf verschiedene Weise von zwei Kulturen geprägt. Geboren und aufgewachsen ist sie in ländlicher Gegend in der Deutschschweiz. Sie hat eine jüngere Schwester und lebt wie diese noch zuhause. Ihre Eltern sind polnische Einwanderer. Grosseltern und Verwandte leben in Polen. Die Frau ist gelernte Laborantin und arbeitet in einem medizinischen Labor. Kopfschmerzen hat sie regelmässig, seit sie 15 ist. Die ärztliche Diagnose lautet posttraumatisches Spannungstyp-Kopfweh mit Übergang in Migräne ohne Aura.

! Seit früher Kindheit ist die Patientin durch Krankheiten und Unfälle mit garstigen Reaktionen ihres Körpers konfrontiert – und hatte kaum Gelegenheit, sich mit der eigenen Haut vertraut und in ihr wohl zu fühlen.

Kopfweh als Teil eines grossen Ganzen

Aus dem Bericht wird deutlich, wie die Kopfschmerzen Teil eines grossen Ganzen sind. Nicht das Kopfweh, als ein Leiden neben anderen, ist im Zentrum, sondern das Ringen um ein eigenes, gesundes, normales Leben.

Panikattacken

Ich war immer ein Pechvogel, und das ganz besonders, seit ich 16 bin. Aber schon früher hatte ich immer was. Als ich klein war, litt ich alle paar Monate unter Mandelentzündung. Mit acht wurde die Sehne des Mittelfingers operiert, in Vollnarkose. Später begannen Panikattacken, mit denen ich mich bis heute herumschlage. Mit 13 stürzte ich beim Eislaufen und musste am Kinn genäht werden. Mit 15 war ich Beifahrerin bei einem Autounfall, blieb aber unverletzt. Als ich 18 war, wurden meine Mandeln operiert. Etwas später fingen Entzündungen der Kiefer- und Stirnhöhlen an, auch etwas, unter dem ich bis heute regelmässig leide. Und letztes Jahr, als ich selber am Steuer sass, fuhr mir einer hinten auf. Ich hatte ein Schleudertrauma.

Wie Kopfschmerzen Teil eines grossen Ganzen sind. Allein betrachtet tun sie nur weh und bleiben stumm

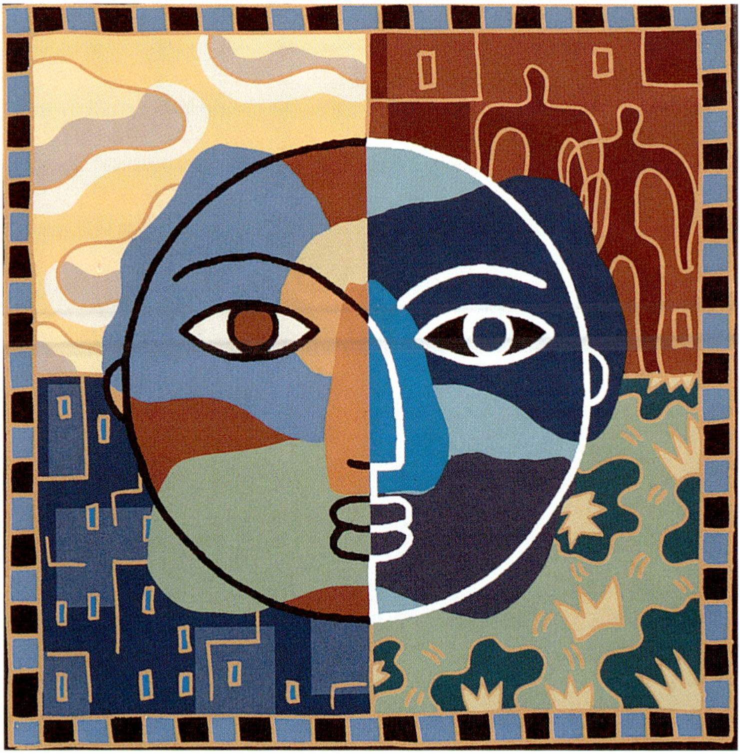

»Irgendetwas kann nicht stimmen«

Was ich mir von einer Fee wünschen würde? Also sicher erstens, dass ich gesund bin, d.h. normal, ohne körperliche Probleme. Zweitens, dass sich mein Traumjob-Wunsch erfüllt: Ich möchte Autorennfahrerin werden, Formel 1. Und drittens, dass ich in meinem Leben Klarheit finde. Manchmal denke ich: Irgendetwas an mir kann nicht stimmen. Obwohl ich eigentlich das Gefühl habe, normal zu sein.

Das wichtigste Thema zur Zeit ist meine Panik. Ich habe Panikanfälle, weil ich Angst habe. Ich habe Angst, erbrechen zu müssen. Erbrechen, weil die Übelkeit zu gross wird. Diese Übelkeit kann durch Bauchweh ausgelöst werden, wenn ich meine Tage habe, zum Beispiel. Oder durch Kopfschmerzen. Ich erinnere mich, dass diese Panik nach einer Magen-Darm-Grippe begann, als ich elf war. Da hatte ich Durchfall und musste so viel erbrechen, dass ich glaubte, ich würde ersticken. Jetzt trage ich zur Sicherheit immer ein Fläschchen mit Tropfen gegen Übelkeit mit mir herum. Das ist eine sehr beruhigende Vorsichtsmassnahme.

Berichten und klären

In der Schmerztherapie ging es für die junge Frau vor allem darum, zu berichten und zu klären. Körperliche Symptome von Krankheiten, aber auch andere Körperempfindungen sind für sie von Gefühlen begleitet, die ihr zu viel werden können.

! Nach einer angeleiteten Trainingsstunde, in der sie einer momentanen Empfindung im Bauchraum nachging, tauchte etwas auf, das irgendwie ähnlich war wie das Sehnsuchtsgefühl. Und diese Geschichte zeigt, wie der Körper mit seiner Umgebung und die Wahrnehmung mit der eigenen Biographie innig verbunden sind.

Mein Sehnsuchtsgefühl kenne ich seit meiner ersten Vollnarkose mit acht Jahren. Jedenfalls erinnere ich mich, dass es da begann. Das Gefühl kam immer wieder, innert Sekunden. Es ist eine Sehnsucht. Ich spüre sie hier, in der Herzgegend. Während fast zehn Jahren versuchte ich herauszufinden, nach was ich Sehnsucht habe. Vom Herbst an ist sie ganz deutlich. Es hat auch mit einem Geruch zu tun. Es ist der Geruch von Kohle, weil in gewissen alten Häusern in unserem Dorf noch mit Kohle geheizt wird. Der Rauch aus den Kaminen ist in der Luft.

Ich wusste nicht, was das bedeutete. Ich konnte nachdenken, so viel ich wollte. Ich sprach auch mit meiner Mutter, aber sie hatte ebenfalls keine Erklärung dafür. Aber als ich 17 wurde, fuhren wir zu meinen Grosseltern nach Polen. Ich hatte sie nicht mehr besucht, seit ich ganz klein war. Wir kamen in Warschau an. Es war in den Herbstferien. Ich stieg aus dem Zug, roch die Kohle in der Luft und wusste gleich Bescheid. Das Sehnsuchtsgefühl war Heimweh. Heimweh nach den schönen Zeiten bei meinen Grosseltern, wo ich mich immer so wohl gefühlt hatte.

Heimweh

Die Frau begann, dieses Zusammenspiel von Empfindungen im Körper, entsprechenden Gefühlen und den äusseren Gegebenheiten ihrer jeweiligen Situation genauer zu beobachten. Sie erkannte Stressfaktoren deutlicher. In der turbulenten Beziehung zu ihrem Freund konnte sie testen, wann ihr die Nähe zu viel wurde und wann der Abstand genügend war. Sie lernte, für sich besser Sorge zu tragen. Und das wirkte sich auch auf ihre Spannungs-Kopfschmerzen aus. Dazu bemerkte sie einmal lachend, dass ihr Kopfweh in letzter Zeit verdächtig (gemeint ist unüblich) gut war.

Für sich besser Sorge tragen

Eine positive Verschiebung hin zu einem Gleichgewicht zeigte auch der Fragebogen mit den »kopfwehspezifischen Kontrollüberzeugungen« *(The Headache-Specific Locus of Control Scale)*. Unter dem Abschnitt »Kontrolle schicksalhaft« hatte sie vor Beginn der Schmerztherapie angekreuzt: »Oft habe ich das Gefühl, dass ich immer weiter Kopfschmerzen haben werde, ganz egal wie ich mich verhalte.« Diese Aussage tauchte im zweiten Durchgang nach vier Monaten nicht mehr auf.

Andererseits finden sich bei der ersten Befragung unter der Rubrik »Kontrolle bei sich selber« keinerlei Nennungen. Vier Monate später aber kreuzte sie diese drei Aussagen an:

- »Wenn ich mir selber zu viel Druck mache, bekomme ich Kopfschmerzen.«

- »Wenn ich mir Sorgen mache oder über etwas nachgrüble, bekomme ich eher Kopfschmerzen als sonst.«
- »Für einige meiner Kopfwehattacken bin ich wirklich selber verantwortlich.«

Mit Focusing hat das Beispiel in zweierlei Hinsicht zu tun: In Bezug auf die bisherige Lebensgeschichte bedeutet es eine Haltung, mit den verschiedenen physischen und emotionalen Empfindungen, Reaktionen und Symptomen in Kontakt zu bleiben, so wie es die junge Frau seit jeher tut.

Es ist ebenso sinnvoll wie fruchtbar, wenn im gewünschten und geplanten weiteren Leben all das Platz hat, was ohnehin da ist. Einen quälenden Teil irgendwie auszuschalten hat, wenn es überhaupt gelingt, oft einen Bumerang-Effekt. In Bezug auf das spezielle Beispiel des Sehnsuchtgefühls bedeutet Focusing, mit dieser als unangenehm bzw. störend erlebten Empfindung interessiert und neugierig umzugehen oder zu verweilen, so wie es die Frau von sich aus getan hat.

Dabei ist es lohnend, sich nicht einseitig auf das innerlich wahrgenommene Gefühl zu konzentrieren, sondern gleichzeitig dafür wach zu bleiben, wo das Gefühl in der Aussenwelt einhängt. Es ist eine Frage der Zeit, bis sich so die angepeilte Bedeutung einstellt, das Gefühl »Sinn macht« und begreifbar wird.

»Focusing nenne ich diese Zeit, die man darauf gibt, mit etwas, das körperlich da war, aber von innen noch nicht bekannt ist, zu sein.«

(*Professor Eugene T. Gendlin*, 1993)

16. Wie der Körper weiss. Wenn ein Kribbeln Klartext spricht

Die 38 Jahre alte Frau ist verheiratet und Mutter von zwei kleinen Buben mit fünf bzw. zweieinhalb Jahren. Sie hat eine Ausbildung als Lehrerin und eine spätere Ausbildung als Heilpädagogin hinter sich. Kopfschmerzen kennt sie, seit sie sechs Jahre alt ist. Die ärztliche Diagnose lautet Migräne ohne Aura sowie chronisches Spannungstyp-Kopfweh.

Dank verschiedenen Körpertherapien (wie etwa der *Alexander*-Technik) hat sie ein feines Körperempfinden und eine trainierte Sinneswahrnehmung.

Alexander-Technik

Sie hat oft erlebt, dass bestimmte Kopfwehattacken mit Themen in ihrem Alltag in Zusammenhang stehen. Sie hat erfahren, dass bei ihr vor allem belastende Situationen, die gleichzeitig undurchsichtig oder nicht fassbar sind, Kopfweh auslösen oder verschlimmern können. Sie hat festgestellt, dass sich ihre Gedanken dann oft verselbständigen und sich peinvoll im Kreise drehen.

Das folgende Erlebnis beschreibt, wie ein solcher Teufelskreis durchbrochen werden kann.

Es ist jetzt 4 Uhr nachmittags, und ich weiss sehr genau, wo der Druck in meinem Kopf herkommt. Aber das hilft mir heute in keiner Weise. Ich beschreibe Ihnen mal, wie sich das gerade anfühlt: In meinem Schädel dreht und dreht es wie ein Hamsterrad. Ich habe den Eindruck, ich bin gleichzeitig der Hamster, der die ganze Arbeit leisten muss, und das Rad. Es dreht sich wahnsinnig schwer, wie wenn jemand bremsen würde. Das ist besonders deutlich auf der rechten Seite, unter der Schläfe. Da spüre ich zusätzlich ein Stechen und Bohren. Da macht sich eine Migräne breit.

»Wie ein Hamsterrad«

Auf meiner persönlichen Schmerzskala von 0 bis 10 bin ich jetzt etwa bei 5 oder 6. Der Druck hat so um 1/2 8 begonnen und das Stechen nach dem Mittagessen. Das Hamsterrad wäre noch zum Aushalten, irgendwie, aber wenn das Bohren rechts weitergeht, brauche ich bald ein Schmerzmittel.

Angefangen hat das heute so: Ich machte Frühstück für die beiden Kinder und sagte Benni, dem Jüngeren, er müsse morgen zu Tante Elsa in der Traugottstrasse. Da lässt Benni ein riesiges Gezeter los. Er wolle da nicht mehr hin, er bleibe lieber allein zuhause und so weiter. Ich verstehe überhaupt nicht, was er hat und warum er sich so blöd aufführt. Er ist zweieinhalb und war schon oft bei Elsa. Die beiden verstehen sich ausgezeichnet.

Stress total

Ich bin total im Stress, weil er bockt und weint und ich nur eines weiss: Er muss morgen da hin. Mein Mann kann unmöglich von der Arbeit weg, der Ältere ist den ganzen Tag in der Schule, und ich muss nach Luzern, um die Sache mit dem Haus zu regeln. Ich brachte Benni dann zur Kinderkrippe, und wir erwähnten die Sache nicht mehr. Aber seitdem dreht es in meinem Kopf. Ich überlege hin und her und finde keine Antwort und keine andere Lösung.

Mit dem Vorschlag, auf Focusing-Art mit der ebenso quälenden wie undurchdringlichen Situation in Kontakt zu treten, ist die Patientin einverstanden. Sie hat zudem den Eindruck, dass die Kopfschmerzen gerade noch erträglich sind und nicht ihre gesamte Wahrnehmung besetzen.

Sie setzt sich so bequem hin, wie das im Moment möglich ist. Sie konzentriert sich auf den Kontakt ihres Körpers mit dem Sessel, nimmt wahr, wie die Füsse den Boden berühren und wie ihre Unterarme und Handflächen auf den Beinen ruhen. Sie beobachtet zwei, drei Atemzüge und folgt ihrem Atem mit der Konzentration in die Körpermitte, also in den Bereich von Hals, Brust, Bauch und Unterleib.

Dort verweilt sie und hat dabei die Augen geschlossen. Sie gibt sich eine innere Einladung, im konkreten Fall wohl eher als Frage: Was ist eigentlich los, warum will Benni nicht zu seiner Tante? Dann wartet sie. Allerdings höchstens zwei, drei Minuten. Sie schlägt die Augen auf. Ihr Blick ist irritiert. Es scheint von aussen, als ob der Focusing-Kontakt fehlgeschlagen und keine verständliche Antwort erfolgt sei. War die quälende Situation, waren die Gefühle dabei nicht länger auszuhalten? Oder schmerzt der Kopf jetzt unerträglich? Nichts von all dem. Was geschah in diesen wenigen Minuten? Kann das beschrieben werden wie ein Zeitlupenfilm?

Eine quälende Situation

Ich schildere Ihnen, was eben ablief. Es ist unglaublich. Mit der Aufmerksamkeit in den Körper zu gehen, war heute kein Problem. Ich folgte einfach meinem Atem. Ich glaube nicht, dass ich eine Einladung verschickte oder bewusst etwas fragte. Im Bauch spürte ich sofort ein unangenehmes Kribbeln. Ich blieb einen Moment dabei, aber nur ganz kurz, dann hörte ich unvermittelt ein scheussliches Geräusch. Und im gleichen Augenblick kam eine Erinnerung, sah ich das Bild. Und der Schrecken schoss in meinen Magen. Ich spürte wieder mein Erschrecken von damals, vor fünf Wochen im August.

Ich war gegen Abend bei Elsa, um Benni abzuholen. Wir sassen im Wohnzimmer und tranken Kaffee. Die Fenster zur Traugottstrasse standen offen. Benni spielte draussen. Es ist ein Wohnquartier. Auf einmal hörten wir das Kreischen von Bremsen. Ich war sofort am Fenster. Das Auto stand genau vor Benni, der erstarrt auf seinem Dreirad sass. Es war ihm nichts passiert, Gott sei Dank! Das schockt mich jetzt, ehrlich. Seit heute morgen überlege ich mir ständig, warum er so blöd tut. Wie konnte ich das bloss vergessen! Jetzt ist mir alles klar. Armer Benni! Er ist eben noch zu klein, um sich verständlich zu machen. Ich werde heute Abend mit ihm sprechen. Ich werde ihn fragen, ob er Angst hat wegen dem Auto. Mal sehen, was sich da machen lässt.

»Wie konnte ich das bloss vergessen?«

Ihr Körper wusste die ganze Zeit über, was los war. Das ist vielleicht gar simpel ausgedrückt. Bestimmt geht es nicht darum, Kopf und Körper gegeneinander auszuspielen.

Es war einfach so, dass z.B. ihre Verpflichtungen und ihr Verantwortungsgefühl ihren Gedanken keinen Raum mehr liessen, ein klärendes, grösseres Bild zu erfassen. Dieses und die damit verbundene schreckliche Erfahrung waren zwar präsent, aber nicht bewusst. Ihr dringendes Suchen nach einer sinnvollen Erklärung und ihre innere Bereitschaft für eine Antwort brauchten nur noch eine kleine Brücke. Es brauchte eine Überbrückung von Wahrnehmen und Bewusstwerden. Das bot die Focusing-Methode. Sehr effizient und in diesem Fall verblüffend schnell.

Als wir uns das nächste Mal sehen, ist sie immer noch zufrieden damit.

Ich habe am Abend mit Benni in aller Ruhe gesprochen. Er hat gesagt: »Mami, da bin ich fast überfahren worden!« Er wusste alles noch sehr genau. Wir haben dann einen Handel ausgemacht. Er ging am andern Tag mit mir zu Elsa, mit dem Versprechen, dass er nicht aus dem Haus musste, um zu spielen. Wie es mir mit meinen Kopfschmerzen erging? Na ja, der Druck war eigentlich weg, und das sinnlose Drehen hatte aufgehört. Aber das Stechen der Migräne liess erst nach, als ich vor dem Schlafen endlich ein Schmerzmittel einnahm.

»Hat Kopfweh demnach eine stark psychische Komponente?«
»Man sollte besser nicht so sagen, denn Körper und Psyche sind doch bis zur letzten Zelle verzahnt. Weil der Geist gewisse Dinge nicht wahrhaben will und seinem Denkschema nicht zuordnen kann, muss der Körper halt eine Kopfweh-Demo machen.«

(*Hansruedi Isler*, Neurologe, Zürich 1996)

17. *Wie angerufen! Kopfweh in Verbindung mit Ereignissen*

Der bald 50 Jahre alte Mann, ein gelernter Schreiner, ist seit zehn Jahren verantwortlich für Büroplanung und Innenausbau in einem Grossunternehmen. Sein Kopfweh kennt er, seit er 30 ist. Die ärztliche Diagnose: Migräne mit und ohne Aura sowie chronisches Spannungstyp-Kopfweh.

Die im Folgenden beschriebene Episode zeigt, wie zwei scheinbar isolierte Ereignisse – eine Migräneattacke und die Einladung zu einem Familientreffen – in einem gemeinsamen Rahmen betrachtet ein durchaus zusammenhängendes Bild ergeben und auf diese Weise für den Betroffenen den sinnvollen Anstoss zu einem vertieften Selbstverständnis bieten können.

Kopfwehattacken waren für mich immer Vorfälle, die ich mir in einem direkten, logisch scheinenden Zusammenhang erklärte. Meine erste Migräne hatte ich zum Beispiel 1978 in einem kurzen Urlaub im Tessin. Ich dachte: Das ist die Hitze, ich habe zu viel Sonne abgekriegt. Im gleichen Jahr erlitt ich dann noch einen Anfall, und zwar vor dem Reissbrett im Büro. Ich ging davon aus, dass ich meine Augen überanstrengt hätte.

Augen überanstrengt?

Später merkte ich, dass das mit den Zuordnungen nicht verlässlich war oder zum Teil gar nicht stimmen konnte. Körperlich bin ich ja fit. Ich treibe regelmässig Sport. Ich ernähre mich gesund und rauche nicht. Aber das Kopfweh ist ein Thema, das ständig präsent ist – und mit ihm meine Angst vor dem Schmerz. Das alles nimmt zu viel Platz ein. Das Kopfwehthema nimmt mir zu viel Gedankengut und Bewegungsfreiheit weg.

Im Gegensatz zu früher gelingt es mir inzwischen manchmal, einen Anfall innerhalb eines grösseren Bilds zu sehen. Das entlastet mich. Es verteilt meine Energiefelder. Diese Art Betrachtung entspricht mir vielleicht auch deshalb, weil ich in meiner Freizeit gerne draussen zeichne und male und die Natur geniesse.

Das Beispiel vom Wochenende hat mich selber sehr beeindruckt. Am Samstag hatte ich ausnahmsweise noch im Geschäft gearbeitet. Der Abend mit meiner Frau und unserem 16-Jährigen verlief prima. In der Nacht schlief ich gut und erwachte am Sonntag gegen 1/2 9 ohne Kopfweh. Wir frühstückten, und um 9 Uhr rief unser älterer Sohn an und lud meine Frau und mich zum Nachmittagskaffee bei sich zuhause ein.

Eine halbe Stunde später bemerkte ich, wie die Kopfschmerzen einsetzten. Am Mittag war es kaum mehr zu ertragen. Der Schmerz schwappte vom Nacken über den Schädel nach vorn. Am intensivsten war ein Punkt über meinem rechten Auge. Mir war übel. Ich nahm ein Aspégic 1000 (entspricht 1 g Aspirin). Wir fuhren dann trotzdem hin. Während unserem Besuch um 15 Uhr wurden die Schmerzen immer stärker. Später fuhr uns meine Frau nach Hause. Ich zog mich zurück und kämpfte gegen eine weitere Eskalation der Migräne. Weitere Medikamente nahm ich aber keine.

Der Höhepunkt meiner Übelkeit war so um 7. Um 8 Uhr ging ich zu Bett. Mein Schlaf war sehr unruhig. Die Schmerzen waren beim Erwachen noch da und klangen erst gegen Mittag ab. Ich ging zwar zur Arbeit, hatte aber während dem ganzen Montag ein Energietief.

Solange ich nur an das dachte, was ich jetzt beschrieben habe, war mir schleierhaft, woher die Migräne gekommen war. Wo bestand hier ein Zusammenhang? Hatte ich mich am Samstag vielleicht überarbeitet? Die Einladung am Sonntag war eigentlich erfreulich. Und unser Besuch war ohne irgendetwas Bemerkenswertes verlaufen.

Zum grösseren Bild aber gehört noch dieses: Unser älterer Sohn ist Anfang des Jahres, also vor gut drei Monaten, bei uns ausgezogen und hat seine erste, eigene Wohnung genommen. Er lebt da zusammen mit seiner Freundin. Sein Auszug hat für mich daheim ein spürbares Ungleichgewicht bewirkt: Wir beide waren in einer sehr engen Beziehung, während meine Frau gefühlsmässig eher mit unserem 16-Jährigen verbunden ist. Der Ältere ist mein Stiefsohn. Als meine Frau und ich uns fanden, war er sieben Jahre alt. Heute ist er 25.

Das grössere Fall-Bild

Wenn ich meine Gefühle wahrnehme, sind sie widersprüchlich. Ich freue mich für ihn, dass er so eigenständig ist, einen guten Job und eine Freundin hat. Aber gleichzeitig spüre ich auch diese Ablösung und eine Eifersucht. Seit er weg ist, fühle ich mich in unserer Familie etwas am Rande. Die Gruppierung stimmt für mich nicht mehr.

Eifersucht

Wenn ich das jetzt alles zusammen sehe, dann verstehe ich besser, warum die Migräne kam. Es leuchtet mir ein, warum mein Kopf so reagierte. Schliesslich war das auch die erste Einladung unseres Sohnes, seit er in seiner eigenen Wohnung lebt.

Der Mann hat sich auch danach noch sehr berührt mit diesem Lebensthema auseinander gesetzt, mit seiner Familie darüber gesprochen und ist auf gutes Echo gestossen. Bei verschiedenen anderen Kopfwehanlässen hat er ebenfalls auf fruchtbare Weise das jeweilige »grössere Bild« erforscht. Das hat viel vom Druck weggenommen, den die Ungewissheit und die Verunsicherung über Unerklärliches ausüben können. Und es hat ihm ermöglicht, weitere Seiten in sich deutlicher zu sehen und mit seinen entsprechenden Gefühlen mehr in Kontakt zu sein.

»Mein Pferd Rajo spürt sofort, ob ich nervös bin oder entspannt. Und reagiert entsprechend, wenn ich ihn reite. Er kann lammfromm durch die Gegend traben, wenn ich mich gut fühle. Wenn ich aber verspannt auf ihm sitze, kann er bocken wie ein Teufel. Ich habe schon erlebt, dass er auf Rotwein reagiert, auf ein Glas, das ich zuvor getrunken hatte. Mit ihm erfahre ich immer sehr schnell, in welchem Zustand ich gerade bin, falls ich das nicht schon vorher selber wusste.«

(*Silvia Sprecher*, Reiterin, 1996)

18. Katz und Hund. Wie die eigene Stimmung deutlich wird

Das Wissen um eine wohltuende Wirkung mancher Haustiere ist weit verbreitet. Die Erfahrungen damit sind es ebenso. Ist Ihnen daher ein Tier zu Eigen, in dessen Gegenwart Sie sich behaglich fühlen, dann verfügen Sie über exzellente Gelegenheiten zum Knüpfen einer Inneren Beziehung im Sinne des Focusing.

Innere Beziehung bedeutet, dass Sie ganz bewusst mit Anteilen von sich in Kontakt sind, mit Stimmungen und Gefühlen, die Sie sonst höchstens nebenbei zur Kenntnis nehmen. Zum Beispiel wie dieser 42 Jahre alte Single-Mann:

Ich komme abends nach Hause, nach einem Tag im Büro mit allem, was so dazugehört: Terminjagd, Sitzungskämpfe, Forderungen von oben und unten, Backlog von zehn Manntagen etc., kurz und gut: Ich bin völlig geschafft. Mein Kopf brummt, aber das ist nicht der vertraute Schmerz, noch nicht. Ich bin keine zehn Minuten im Haus, klackt das Katzentürchen, und mein Kater steht da und will sein Futter. Das leidet keinen Aufschub. Ich fülle ihm den Napf, kraule seinen Kopf und lasse ihn fressen.

Dann bereite ich mir selber etwas zu, setze mich an den Küchentisch und esse. Ich beobachte den Kater beim Fressen. Er sitzt fast immer so, dass auch er mich in seinem Blickfeld hat. Wenn er fertig ist und sich die Schnurrhaare sauber geschleckt hat, kommt der für mich entscheidende Moment: Geht er oder bleibt er?

Spätestens jetzt sehe ich mal bei mir selber nach, wie es mir denn inzwischen so geht und wo ich gerade bin. Ich kann sagen, dass mich mein Kater darauf gebracht hat. Manchmal verlässt er nämlich die Küche nach dem Fressen schnurstracks und trollt sich entweder wieder nach draussen oder macht es sich auf seinem Lieblingsplatz auf dem Sofa bequem, wo er sich dann ausgiebig putzt. An anderen Abenden aber streicht er mir um die Beine, lässt sich ausgiebig kraulen und legt sich dann auf einen zweiten Stuhl, ganz in meiner Nähe.

Mit der Zeit ist mir aufgefallen, dass die Sache System hat. Ich sehe das heute wie eine Formel: Je gestresster ich bin, desto schneller ist er wieder weg – und je mehr ich relaxe, desto eher bleibt er in Kontakt und in der Nähe.

Kontakt bei Entspannung

So habe ich dank dem Kater begonnen, mich selber auch zwischendurch mal kurz zu überprüfen, wie ich gerade drauf bin, was meine aktuelle Stimmung ist. Mit der Zeit entwickelte ich ein ziemlich gutes Gefühl dafür. Und im Zusammenhang mit dem Kopfweh wurde auch einiges deutlich. Am wichtigsten ist mir diese Erkenntnis geworden: Neben den Schmerzen selber ist da immer noch ein eindeutiges Gefühl in mir. Es ist das Gefühl, nicht rundzudrehen, sondern irgendwie zu trudeln. So wie einer jener Holzkreisel, wenn er anfängt, die Balance zu verlieren und schliesslich vom Brett schlittert.

Wenn ich bei dieser Empfindung verweile, fühle ich mich meist ohnmächtig. Vielleicht passt »ausgeliefert« besser. Ich habe gelernt, eine Weile bei dem Gefühl zu bleiben, trotz des Impulses, mich mit irgendetwas abzulenken. Denn wenn das Medikament zu wirken beginnt, das ich jeweils gegen die Schmerzen nehme, bleibt das unangenehme Gefühl des Ausgeliefertseins weiter bestehen. Daraus kommen aber schliesslich sehr oft klare Hinweise, dieses oder jenes zu tun oder anders anzupacken oder bleiben zu lassen oder auch mit jemandem etwas zu klären.

Gefühl des Ausgeliefertseins

So sind die Kopfschmerzen immerhin auch ein Anstoss für eine kleine Standortbestimmung. Das nimmt mir spürbar Druck weg. Und prompt taucht dann mein Kater wieder auf, und wir haben eine friedliche Zeit zusammen.

! Eine von Kopfweh geplagte Frau mit langjähriger Therapieerfahrung hatte sich in der Zeit unseres Trainings eine junge Hündin gekauft. Es war eine sehr lebhafte Jack Russel, die viel Bewegung brauchte und sie scheinbar auch im Haus kaum mehr zur Ruhe kommen liess. Ihre Übungen zur Selbstwahrnehmung und das damit oft einhergehende Wohlbehagen wurden für die Frau mit einem Schlag viel intensiver, als sie ihre Hündin miteinbezog:

Rusty ist ja sehr anhänglich. Sie sucht ständig meine Nähe. Wohin ich mich auch begebe, draussen oder im Haus, immer ist sie hinter mir her. Ich war oft gestresst mit allem, was ich zu tun hatte, und dann nervte sie mich zusätzlich, weil auch sie ständig in Bewegung war. Nun habe ich aber das vorgeschlagene Experiment versucht, und es hat wunderbar geklappt.

Ich legte mich für die Wahrnehmungsübung auf eine weiche Decke auf dem Teppich in unserem Wohnzimmer. Ich lag auf dem Rücken, ein Kissen unter dem Kopf und ein Kissen unter den Knien. Es war warm genug, ich brauchte keine Decke. Rusty tigerte zuerst um mich herum. Ich zog sie dann an meine rechte Seite und hielt sie einen Moment lang fest und sprach mit ihr. Sie kuschelte sich ein und hatte ihre Schnauze in meiner Achselhöhle. Ganz deutlich spürte ich die Berührung ihres Körpers an meinen Rippen. Wir atmeten verschieden schnell, und jedes Mal wurde die Berührung wieder deutlich. Dadurch bemerkte ich auch, wie ich selber dalag, von den Fersen bis zum Hinterkopf. Meine rechte Hand war in Kontakt mit ihrem Fell.

Fell-Kontakt mit dem Haustier

Dann konzentrierte ich mich auf die Geräusche. Ich lauschte zuerst auf ihren Atem und plötzlich hörte ich auch meine Atemzüge dazwischen. Ich glaube, ich hörte sogar unsere Herzen schlagen. Rusty schien zu dösen, jedenfalls lag sie ganz ruhig. Ich richtete die Aufmerksamkeit auf meine Nase, meinen Geruchssinn. Und da war sie: typisch Hund, trocken, angenehm. An mir selber fiel mir nichts auf, aber die Luft im Raum war nicht sehr frisch.

Als ich die Augen schloss und durch die Lider sah, bemerkte ich eine Art Flackern, tanzende Muster. Da spürte ich, wie nervös ich eigentlich war, wie unruhig im Innern, obwohl ich da scheinbar so ruhig lag. Ich überprüfte meinen Mund, er fühlte sich ausgetrocknet an, und die Zunge klebte am Gaumen oben. Ich entspannte bewusst meine Zunge. Rusty tat einen Seufzer, und ich glaube, im gleichen Augenblick atmete ich selber tief durch.

Ich schweifte dann mit meiner Temperaturwahrnehmung durch den ganzen Körper. Alles in allem war mir warm, zu meiner Verblüffung auch in meinen sonst eher kalten Füssen. Und ganz angenehm war Rustys Wärme an meiner rechten Seite. Von der Energie her hatte ich den Eindruck mich auszudehnen.

Eindruck, sich auszudehnen

Ich fragte mich nun, mit all diesen Eindrücken, wie es mir denn gerade ginge. Die Antwort war »wohlig«. Als ich das eine Weile genossen hatte, spürte ich dazu etwas von einer altvertrauten Atmosphäre, die ich sehr liebte. Dann sah ich ein Bild, eine Szene vom Lande, wo ich als Achtjährige den Bauern beim Mosten und Schnapsbrennen zugeschaut hatte. Es waren interessante und herrliche Erinnerungen. Ich empfand auch den Wunsch mal nachzuschauen, ob es eine solche Brennerei heute noch gibt. Ich bin neugierig geworden: Was hatte mich damals so fasziniert?

Als ich mich schliesslich wieder streckte und reckte, war vielleicht eine Dreiviertelstunde vergangen. Auch Rusty war sofort wieder voll da. Ich fühlte mich viel ruhiger, und auch sie schien mir weniger stressig.

Die Frau hat das Experiment auf ähnliche Weise wiederholt und war auch weiterhin zufrieden damit. Den Kontakt zu sich selber über ein Haustier herzustellen, ist ein für beide Beteiligten angenehmes Vorgehen. Die bewusste Wahrnehmung der eigenen körperlichen und emotionalen Befindlichkeit kann einem klaren Gedanken oder einer Einsicht ans Licht helfen. Und ebenso kann der unmittelbare Kontakt zum vertrauten Haustier einem das eigene Befinden, das persönliche momentane Wohlbehagen oder Unbehagen, sehr deutlich machen.

»Dieser Kerl!
Wie ich eines Tages die Strasse entlangging, sah ich
diesen Kerl mir entgegenkommen, und weisste, ich hätte
schwören können, er war's, und weisste, er hätte
schwören können, ich war's.
Wir kamen einander näher, und ich war ganz sicher,
er war's, und er war ganz sicher, ich war's.
Wir kamen noch näher, und ich war verdammt sicher,
er war's, und er war verdammt sicher, ich war's.
Wie wir nun ein paar Meter voneinander waren,
war ich vollkommen überzeugt, er war's,
und er war vollkommen überzeugt, ich war's.
Und weisste was, wie wir nebeneinander sind,
da war's keiner von uns!«

(Englische Märchen. Quelle: Der Raben-Kalender 1998)

19. Verbündete. Die ganz andere Sicht der Migräne

Ein Kopfschmerz-Profi

Der gut 60-jährige Mann war nicht nur als Manager ein Profi. Er ist es auch in Sachen Kopfschmerz. Die ärztliche Diagnose lautete auf Migräne ohne Aura mit Beginn in der Kindheit. Dank Focusing wurde deutlich, wie sehr die Migräne ein Art ständige Begleiterin im Leben des Mannes geworden war.

Der Focusing-Ansatz geht dahin, mit solchen »Teilen« in Kontakt zu treten und – wenn möglich – freundliche Beziehungen mit ihnen aufzunehmen. Dies ist insbesondere dann denkbar, wenn einem Betroffenen deutlich wird, was ein erlittener Anfall zu seinen Gunsten bewirken konnte. Ab und zu ist es nämlich in der Erfahrung vieler Kopfwehleidender so, dass sie dank einer Migräne zum Beispiel aus einer unvermeidbaren scheusslichen Situation herausgerissen werden. Das macht zwar die Schmerzen um keinen Deut besser, es relativiert aber das Feindbild Migräne. Und eine wiederholte derartige Erfahrung kann bewirken, dass sich jemand fragt, wie so sattsam bekanntes Ungemach auf eine alternative und weniger schmerzhafte Weise vermieden werden kann.

Relativierung des Feindbildes Migräne

! Als Reaktion auf die detaillierten Schilderungen dieses Mannes hatte ich vorgeschlagen, dass er die Migräne als »seine unerbittliche Verbündete« betrachten könnte. Auf diese Idee reagierte er sehr stark. Sein Bericht zeigt, wie sich solche Schritte hin zu einer inneren Beziehung in der Auseinandersetzung mit dem eigenen Kopfweh ergeben können.

An rund zehn Tagen pro Monat überfällt mich meine Migräne. Sie kommt immer dann, wenn die Anstrengungen des Alltags grösser sind als normal. Und immer dann, wenn ich über dem Versuch einer Bewältigung dieser Anstrengungen meinen Körper vergesse. Wenn ich an stressige Situationen im Büro zurückdenke, an Diskussionen, wo ich mit Kollegen Entscheidungen zu treffen hatte, die sich als schwerwiegende Managementfehler herausstellen konnten, dann fühlte ich mich oft isoliert.

Angst vor Managementfehlern

Ich war zeitlebens ein »bunter Hund«, allein schon weil ich gerne farbige Kleidung trage. In solchen kritischen Momenten war es, wie wenn ich entweder meine Haltung als Manager verlieren oder dann mich selber verlieren würde. Zwischen den beiden gab es keine Versöhnung. Die Migräne war auch eine Reaktion darauf.

Ich kann mich gut an meine allererste Migräneattacke erinnern. Ich war damals Klein-Karli, ein ordentlicher und adretter Junge von sechs oder sieben Jahren, ein Kind wie im Schaukasten. Mutter und Grossmutter führten mich auf einem Sonntagsspaziergang aus. Irgendwo verlangte und erhielt ich dann Süssigkeiten. Ich stopfte mich voll damit, bis zum Erbrechen. Und als ich mich buchstäblich ausgekotzt hatte, setzte das entsetzliche Kopfweh ein.

Aus meiner heutigen Sicht waren die auslösenden Faktoren schon damals gegeben. Die Anforderungen jenes Sonntagsspaziergangs waren zu viel für mich, und vor lauter herausgeputztem »Haltungbewahren« spürte ich mich nicht mehr. Bis die Übelkeit und die Kopfschmerzen mich all dem auf brutale Weise entzogen.

»Herausgeputztes Haltungbewahren«

Zu Beginn unserer Therapie haben Sie die Migräne als »meine unerbittliche Verbündete« apostrophiert. Ich muss sagen, das war zuerst ein ganz merkwürdiger Gedanke, etwas Unerhörtes. Irgendwie blieb diese Idee aber in mir hängen. Und an einem ganz anderen Beispiel aus meinem Leben erkannte ich einen Zusammenhang damit.

»Ein innerer Beobachter«

Es wurde mir zweierlei klar: Ich hatte schon immer einen »inneren Beobachter« gehabt, und meine Körperwahrnehmung hat schon früh gespielt. Als ich letzthin mit meiner Frau darüber sprach, wie ich darum kämpfte, mich von meinem Vater emanzipieren zu können, da kam mir diese Erinnerung zurück: Als ich 18 war, durfte ich meinen Vater nach London begleiten. Wir spazierten in einem Park. Und die folgende Szene, auf dem typisch englischen Rasen, ist in mir aufgestiegen. Die Erinnerung fühlt sich an wie ein Film von etwa einer Minute, ein Filmchen, in dem ich die Hauptrolle verkörpere:

Nicht so sein wie der Vater

Während wir beide über den Rasen spazieren, werde ich plötzlich physisch gewahr, wie ich selber gehe. Und fast im gleichen Moment erkenne ich eine Übereinstimmung mit der Gangart meines Vaters neben mir. Ich spüre eine deutliche emotionale Reaktion darauf, eine klare Ablehnung. Ich will nicht so gehen wie mein Vater. Und in diesem Augenblick starte ich den Versuch, auf eine eigene Weise über den Rasen zu schreiten. Das ist alles – und dazu muss ich sagen, dass »Bewegung« für mich bis heute eine grosse persönliche Bedeutung hat.

Die Migräne aber hatte ich immer wie etwas Fremdes erlebt, das mich hinterlistig überfällt und einen gewaltsamen Bruch im gegenwärtigen Tun erzwingt. Ich reagierte auf sie mit Enttäuschung, Wut und Ärger. Doch seit einiger Zeit begann ich, meinen »inneren Beobachter« und meine Körperwahrnehmung bewusst zu aktivieren, wenn ich in eine kritische Situation geriet.

Da war zum Beispiel vor kurzem die Synode unseres Kirchenparlaments, in dem ich seit zwölf Jahren aktiv war und aus dem ich inzwischen zurückgetreten bin. Ich hielt ein Votum zu meinem Abschied, eine emotionale und sehr persönliche Ansprache. Und dabei wurde mir klar, dass ich meinen Körper fast nicht mehr wahrnahm, dass ich jedes Gefühl von Erdung verloren hatte und mein Kopf zunehmend unter Druck geriet. Die Migräne kam innert 40 Minuten. Aber meine gefühlsmässige Reaktion darauf war eine ganz neue: Ich war seltsam erleichtert, weil für mich feststand, dass dieser Anfall nicht nötig gewesen wäre.

Gefühl von Erdung verloren

Daraus leitete ich euphorisch noch etwas ab: Es gibt ein Leben ohne Kopfweh! Auch jetzt im Nachhinein kann ich sagen: Die Migräne war in dieser Situation meine Retterin vor dem »Zuviel«. Sie schützte mich vor Schlimmerem, denn der Rücktritt aus dem Kirchenparlament hatte mir mehr zugesetzt, als ich zunächst wahrhaben wollte. Inzwischen testete ich diese neue Erkenntnis in manchen anderen Bereichen, die mich seit langem belasten, z.B. als Vater meiner erwachsenen Töchter. Die Migräne holte mich auch da schon aus viel Unerträglichem und Verzweifeltem heraus.

So habe ich also auch begonnen, mit mir selber liebevoller und toleranter umzugehen – etwas, das ich anderen schon immer sehr gut empfehlen konnte.

Toleranter zu sich selbst

»Ich komme mit Menschen in Kontakt,
die auf mich bedrohlich wirken.
Ich blicke in die Autos auf der Nebenspur, sehe furchtbar
zornige und gestresste Menschen und denke dann:
Meine Güte, gleich steigt einer von denen aus
und räumt mit einem Gewehr auf, weil er es
einfach nicht mehr aushält.«

(*Demi Moore*, Filmschauspielerin, 1998)

Teil D Wo die Kopfschmerzen daheim sind

Das Leiden, der Kopf und die Person: Von der Suche nach dem grösseren Ganzen. Grenzen der Methode

20. Debriefing: Eigenes Erschrecken erkennen und mitteilen

Debriefing meint in der Pilotensprache die Nachbesprechung nach einem Einsatz.

In der psychologischen ersten Hilfe will Debriefing seelische und körperliche Folgeerscheinungen nach Belastung durch aussergewöhnliche Stresssituationen verhüten. Das müssen nicht zwingend Unglücksfälle und Katastrophen sein. Ein nach aussen vielleicht unspektakuläres, aber persönlich quälendes Erlebnis ist genug: Sie haben den Wunsch und das Bedürfnis, über ihre Gefühle zu sprechen. Tun Sie es, wenn immer möglich!

Das Beispiel aus ihrem beruflichen Alltag erzählt eine Frau von 55, die an einem Gericht tätig ist. Sie ist seit ihrem zehnten Lebensjahr mit Kopfschmerzen vertraut. Die Attacken sind unterschiedlich stark und können sie an bis zu 20 Tagen pro Monat plagen. Die ärztliche Diagnose lautet chronifizierte Migräne ohne Aura.

Mein Körper hat schon immer stark reagiert, auf alles, was aussen abläuft. Als unsere Tochter zum Beispiel als Kind krank war und an Asthmaanfällen litt, hatte ich parallel dazu Magenbrennen. Und oft weiss ich, wer dran ist, Telepathie *wenn das Telefon klingelt. Ich konnte auch schon telepathisch meinen Mann anrufen lassen, indem ich intensiv an ihn dachte.*

Was mein Kopfweh angeht, da galt seit meiner Kindheit die Devise: Zähne zusammenbeissen und nicht darüber sprechen!

Aber vor etwa zehn Jahren, als ich gut 40 war, ist mir über meine Migräne zum ersten Mal seit meiner Jugend etwas wieder bewusst geworden: Es gibt ein Wechselspiel von Kräften und Energien zwischen den Menschen – und ich brauche einen guten Abstand von Körper zu Körper, wenn ich mit jemandem

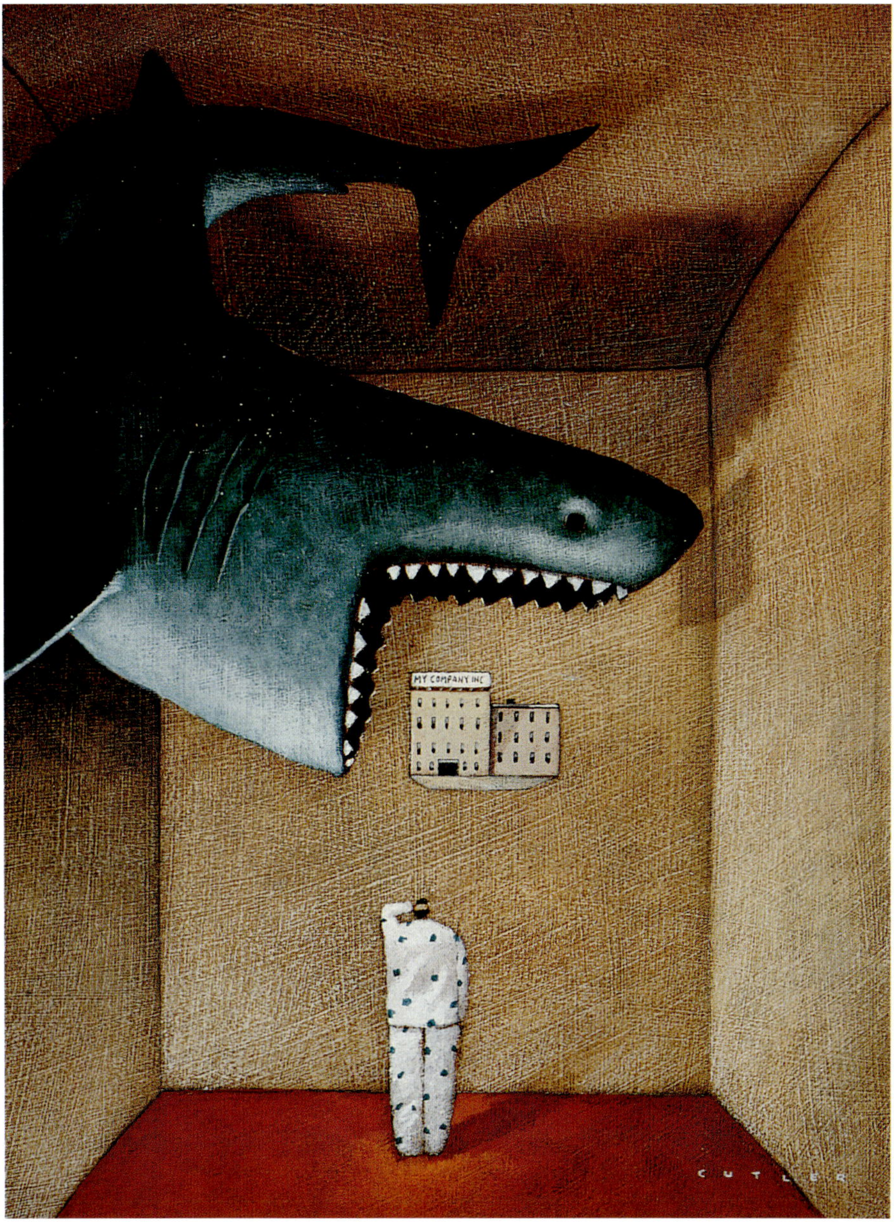

*Es gibt Situationen und Vorfälle, die als lebensbedrohlich wahrgenommen werden.
Auch Kopfschmerzen hängen sich da gern dran*

zusammen bin. Ich habe feine Antennen dafür, wenn jemand bedürftig ist oder in Not.

Und darum ist ein gewisser Abstand für mich sinnvoll und nötig. In einem grossen Kreis von Menschen wird mir jeweils bald unwohl. Ich habe dann nur noch einen Gedanken: Weg von hier! Ich kontrolliere immer, ob ein Fluchtweg offen ist.

Fluchtwege

Schon einige Male habe ich das erlebt: Der Körper spürt etwas ganz deutlich, ein Wohlbehagen oder ein unangenehmes Gefühl – und der Verstand erschrickt und fragt, was da passiert. Da ist eine gesunde Skepsis wichtig. Solches habe ich über meine Mutterlinie gehört, selber erfahren und dabei gelernt.

Am Dienstag war ich allein im Büro, ohne meine Arbeitskollegin, die im gleichen Raum arbeitet. Es war am frühen Nachmittag, als plötzlich ein Mann die Türe öffnete. Ohne zu klopfen stand er einfach da. Bei mir gingen innerlich die Alarmglocken los. Auf unserem Stockwerk, zwei Türen weiter, ist die Beschwerdeabteilung. Ich sah ihm an, dass er glaubte, dort zu sein. Er nannte sein Anliegen, und ich verwies ihn an den zuständigen Kollegen im übernächsten Raum. Er ging dann ohne ein weiteres Wort. Äusserlich gesehen, war alles ganz normal verlaufen.

Gefühl körperlicher Bedrohung

Aber ich zitterte noch Stunden danach, und auch jetzt, drei Tage später, habe ich das Gefühl einer körperlichen Bedrohung, wenn ich davon erzähle. Ich erinnere mich deutlich, dass ich den Ablauf auf zwei Ebenen wahrnahm. Es gab eine sachliche Ebene, und die war klar und simpel. Der Mann kam von auswärts, kannte sich nicht aus und hatte sich im Büro geirrt.

Aber auf der Ebene von Körper und Gefühlen lief die Sache anders für mich. Ich spürte etwas Unberechenbares. Da war eine Ausstrahlung von seinem Brustraum aus, eine Weissglut. Ich spürte einen Zorn in diesem Mann, der kontrolliert und beherrscht werden will und gleichzeitig unberechenbar ist. Mir schien, als ob sein Oberkörper von Metallbändern zusammengehalten würde. Damit er nicht explodierte. In mir war eine lähmende Mischung von Gefühlen und Gedanken. Einerseits ein Unverständnis für diese Weissglut. Dann auch etwas wie Mitleid mit ihm. Und eine hilflose Angst.

Eine hilfslose Angst

War ich froh, dass wenigstens zwei Pulte zwischen uns standen und mich schützten! Ich bin dann automatisch noch weiter weggerückt, während wir sprachen, um den Abstand zu vergrössern. Dabei hatte er sich kaum bewegt oder auch nur die Stimme erhoben. Als er draussen war, fühlte ich eine enorme Erleichterung.

Am nächsten Tag kam meine Kollegin wieder, und ich erzählte ihr die Geschichte, in allen Details. Sie verstand genau, von was ich sprach, und das tat mir sehr gut. Wir haben dann auch böse, schadenfreudige Witze gemacht und uns richtig abreagiert. Und natürlich mussten wir an den Fall vor gut zehn Jahren denken, als ein Mann in einem städtischen Amtsgebäude Amok lief und vier Menschen erschoss.

In der Schmerztherapie hat die Frau dieses belastende Erlebnis also nochmals geschildert. Und es tat ihr von Neuem gut. Das Unberechenbare, Bedrohliche verteilte sich, verdünnte sich ein wenig.

Körperwahrnehmungen und Gefühle haben eine eigene Zeit und brauchen einen angemessenen Raum. Wenn ihnen das nicht gegönnt ist, wird es ungemütlich und manchmal quälend. Das kann überall im Körper wehtun. Ist jemand Kopfwehreaktionen gewohnt, vermag ein solches Erlebnis massive Kopfschmerzen auszulösen. Es ist in jedem Fall wichtig, verständige Zuhörer und Mitwisserinnen zu finden und ihnen und sich selber so lange vom Schrecken zu berichten, bis ein vertrautes Wohlbehagen wieder spürbar wird.

»Wir haben uns auf eine lebendige Zukunft,
nicht aber auf seinen Tod vorbereitet.«

(Todesanzeige, 1998)

21. Zwischenräume und Grenzen. Von der Verzweiflung

Ein befreundeter Maler, der auch unterrichtet, lehrt seine Anfänger, auf die Zwischenräume zu achten. Er stellt ihnen einen alten Holzstuhl mit Rückenlehne hin. Er sagt: Versucht, den Stuhl von seinen Zwischenräumen her zu zeichnen. Holt ihn aus dem heraus, was ihn umgibt. Schält das Objekt aus dem Raum.

Das Objekt aus dem Raum schälen

! Wir verfolgen einen ähnlichen Ansatz mit dem Kopfweh eines Menschen. Und zwar auch dank einigen Trainees, bei denen sich trotz scheinbar erfolgreicher Therapiestunden im Alltag einfach nichts in Richtung Besserung bewegen wollte.

Der Kontakt zwischen uns war gut. Experimente mit der Selbstwahrnehmung unter Anleitung hatten geklappt. Beobachtete einzelne Erfahrungen mit Kopfwehattacken waren deutlich und nachvollziehbar geworden. Manchmal hatten auch rituell eingenommene Anfallsmedikamente eine gesteigerte Wirkung gezeigt. Und sogar ein persönliches Frühwarnsystem schien hin und wieder zu funktionieren.

Aber: Da war eine Reihe von Aber, und sie wiesen vom Kopfweh weg. Sie zeigten auf die Zwischenräume im individuellen Leben, und die waren nicht leer. Die Schmerztherapie mit ihrem Dutzend Sitzungen ist fast zu kurz, wenn es um gewisse menschliche Tragödien geht. Obwohl die Therapie das grosse Bild sucht, die persönliche Welt, in der ein Kopfweh sich eingenistet hat, bleibt es manchmal eben dabei, beim Bild. Und die Schmerzen weichen lange Zeit, über die Therapie hinaus, nicht vom dominanten Platz, den sie so hartnäckig eingenommen haben.

Eine 36 Jahre alte Journalistin muss zum Zeitpunkt der medizinischen Untersuchung am Universitätsspital fast täglich mindestens eine Dosis eines Schmerzmittels nehmen. Einfach, damit sie überhaupt arbeiten kann. Es ist eine Vielfalt von Schmerzmitteln, wie sie rezeptfrei zur Selbstmedikation in jeder Apotheke erhältlich sind. Die ärztliche Diagnose lautet auf chronifizierte Migräne ohne Aura. Die Frau ist sehr sportlich. Sie ist Nichtraucherin und trinkt nur mässig Alkohol. Und seit zwei Jahren isst sie ausschliesslich vegetarisch. Zu ihren Kopfschmerzen sagt sie:

Druck hinter den Augen

Ich habe meist einen schmerzhaften Druck hinter den Augen, als ob ich eine dieser venezianischen Masken tragen würde, die das Gesicht über den Augen zur Hälfte verdecken. Unter meinen Lidern fühlt es sich an wie der Schmerz nach einem Bluterguss. Es ist wie eine Wunde an dieser Stelle, wie eine Faust aufs Auge. Zusätzlich reagiert mein Nacken verspannt, und im Magen ist eine leichte Übelkeit. Ich war vor gut einem Jahr schon beim Augenarzt, ich hatte ein Problem mit den Kontaktlinsen. Zum Kopfweh fand er nichts.

Ich kannte Kopfschmerzen von meiner Mutter her, und schon ihr Vater litt unter Migräne. Selbst hatte ich ab und zu Kopfweh seit der Pubertät. Aber als ich 28 war, ging es richtig los. Ich stürzte mit dem Gleitschirm, hatte eine katastrophale Landung und einen offenen Schien- und Wadenbeinbruch am linken Bein. Ich musste dreimal operiert werden. Dreimal mit Vollnarkose. Ab da hatte ich etwa drei Migräneattacken pro Monat.

Ich lebte damals mit einem Mann zusammen, einem Fluglehrer für Gleitschirmfliegen. Es war geplant, dass wir heiraten würden. Ein halbes Jahr nach meinem Unfall stürzte er mit seinem Gleitschirm tödlich ab.

Mit Gleitschirm tödlich verunglückt

Ich bin jetzt in einer Altersgruppe, in der allgemein geheiratet wird. Aber wo sind die Männer, die auch Partner sein können?! In mir selber spüre ich zwei sehr unterschiedliche Seiten. Die eine Frau in mir ist cool, behält den Überblick und die Nerven und lässt sich nichts vormachen. Die andere Frau hat die Körperreaktionen und erlebt die Gefühle, kennt Lust und Weh. Das ist unangenehm. Manchmal habe ich auf überhaupt nichts Lust und bin völlig blockiert.

Die Frau kämpft auf vielen Ebenen um ein lebenswertes Gleichgewicht. Medizinisch wurde und wird sie mit verschiedenen Basismedikationen behandelt. Die Erfolge blieben bis jetzt aus oder waren nur von kurzer Dauer. Sie hat Erfahrungen mit praktisch allen angebotenen manuellen Therapien. Nach jedem Misserfolg versucht sie parallel dazu alternative Heilmethoden. In ihrem Alltag ringt sie um eine Partnerschaft, um berufliche Stabilität und um ein wohnliches Zuhause. Und fast jeden Tag ringt sie auf ihre Weise mit dem Kopfweh. Sie kann es nicht ausstehen.

Ein alltägliches Ringen

Die Versuchung liegt nahe, von aussen Schlüsse zu ziehen, Ratschläge zu erteilen, Verhaltensstrategien zu entwickeln – glücklicherweise auch die Chance, bei dieser Frau damit zu scheitern.

Die Focusing-Trainerin Ann Weiser Cornell hat das Ideal von einem uneingeschränkten Akzeptieren von allem, was ist (»the radical acceptance of everything«) formuliert. Das fordert auch Respekt für die Art, wie jemand mit dem eigenen Leben umgeht. Und es plädiert für ein Vertrauen in die Weisheit des Körpers, des Menschen, der in seinem Selbstverständnis heil werden will.

»Gewaltlosigkeit bedeutet Vertrauen in die Schöpfung, insbesondere in die natürlichen Veränderungen, die aus dem Zusammenspiel von Sein und Nichtsein erwachsen. Es ist die Verpflichtung, nicht in die Prozesse des Lebens einzugreifen, sondern deren spontane, organische Weisheit zu feiern.
Gewaltlosigkeit fördert die Achtung vor den feinen, fast nicht wahrnehmbaren Bewegungen von Geist, Körper und Gemüt und bringt eine Nachgiebigkeit oder Weichheit hervor, die diesen Bewegungen folgt und sie nährt und nicht etwa korrigiert oder bekämpft.«

(*Greg Johanson* und *Ron Kurtz*:
Sanfte Stärke. Heilung im Geiste des Tao-te-king, 1993)

22. Ausser Kontrolle. Lebensstil auf Kollisionskurs

Schmerz und Lebensstil

Dieser Bericht zeigt, in welcher existentiellen Grössenordnung sich ein chronischer Kopfschmerz bewegen kann. Er zeigt, wie eng verwoben der Schmerz mit einem individuellen Lebensstil ist. Und wie er über eine sehr lange Zeit nur mit Schmerzmitteln und einer eventuellen Basismedikation gerade knapp beherrschbar ist, aber nie wirklich unter Kontrolle.

Das Beispiel macht auch klar, dass in gewissen Fällen weder gut gemeinte Ratschläge noch scheinbar logische Einsichten ein Kopfweh positiv beeinflussen können, weil das grössere Leben um den Menschen herum das so nicht erlaubt. Und weil der Mensch selber das genau so erlebt: als ausweglos.

Auf dem Fragebogen mit den so genannten kopfwehspezifischen Kontrollüberzeugungen (*The Headache-Specific Locus of Control Scale*, vgl. Erfahrungen von Menschen mit chronischem Kopfweh) bleibt der Abschnitt Kontrolle bei sich selbst ohne eine einzige Nennung. Zwei Aussagen treffen für den Patienten zu, was die Kontrolle bei Gesundheitsspezialisten angeht. Im Bereich Kontrolle schicksalhaft aber stimmt er mit neun der elf angeführten Überzeugungen überein.

Der Mann ist 33 Jahre alt, verheiratet, Vater einer kleinen Tochter und selbstständiger Autospengler. Die ärztliche Diagnose lautet Migräne ohne Aura.

Ich habe Kopfweh, seit ich zehn Jahre alt bin. Es war immer schon Migräne. Wenn ich mich dabei körperlich anstrenge, werden die stechenden Schmerzen sofort heftiger. Die Anfälle dauern manchmal bis zu zwölf Stunden, trotz der Schmerzmittel. Und sie kommen ohne Vorwarnung.

Seit drei Jahren ist es schlimmer geworden. Inzwischen habe ich jede Woche mindestens einmal Kopfweh. Mit medizinischen und anderen Behandlungen habe ich bisher nur negative Erfahrungen gemacht. Sie brachten

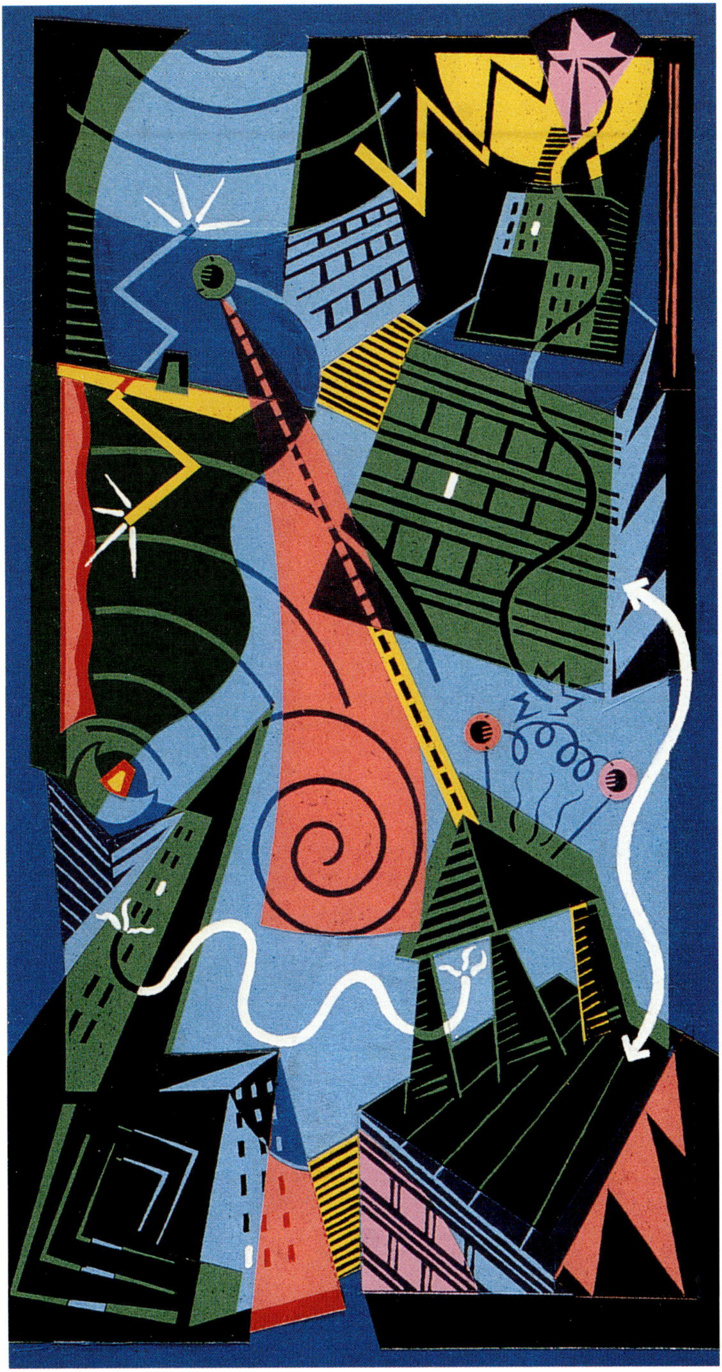

Das Kopfweh und der eigene Lebensstil sind auf Kollisionskurs. Ein anderer Alltag ist nicht einmal denkbar

alle nichts. Mein Vertrauen in die Ärzte ist gestört. Wenn ich meine Autokundschaft so bedienen würde, wie ich meinerseits von den Ärzten bedient wurde, würde mir kein Kunde mehr eine Rechnung bezahlen!

Meine Grundhaltung gegenüber Problemen ist eben diese: Lieber eine Lösung sofort sehen und zum Nächsten gehen, als lange an etwas herumzustudieren! Und mein Lebensmotto heisst: Ich komme immer durch!

Leere »Batterien«?

Ich habe auch Akupunktur machen lassen, vor etwa einem Jahr. Und was sagt mir der Doktor? Meine Batterien seien leer. Der Schlaf genüge nicht mehr zur Regenerierung. Ich solle öfters pausieren, statt in der Werkstatt durchzuarbeiten. Meine Energie sei verbraucht, und deshalb hätte ich die Kopfschmerzen. Das sind doch völlig untaugliche Vorschläge! Wenn ich die umsetzen würde, wäre ich nicht mehr konkurrenzfähig. Solche Leute haben doch keine Ahnung, wie hart der Markt im Autogewerbe heute ist.

Ja, ich war mal fast beschwerdefrei. Das war so vor fünf Jahren, mit 28. Da war ich viel im Ausgang, auf der Gasse, führte ein lockeres Single-Leben, ungesund aber okay. In dieser Zeit hatte ich viel weniger Kopfweh. Dann habe ich meine heutige Frau kennen gelernt, sie ist zwei Jahre jünger als ich. Nach zwei Jahren haben wir geheiratet.

Und wieder etwa zwei Jahre später, im letzten Oktober, kam unsere Tochter. Wir sind als Familie »sacknormal«.

Problem sich zu konzentrieren

Ich brauche eine Grundspannung. Das ist nötig und angenehm. Wenn ich mich entspanne, schlafe ich ein oder werde nervös. Konzentration war schon immer ein Problem für mich. Ich bin ein ungeduldiger Typ. Lieber probiere ich etwas sofort aus, als dass ich zuerst eine Gebrauchsanweisung lese. Ich bin generell immer »auf Hundert«, das brauche ich gegen die Langeweile. Irgendwann machte ich mal autogenes Training, in einer Gruppe. Da ist mir glatt das Gesicht eingeschlafen! Das hat überhaupt keinen Spass gemacht.

Ich fühle mich immer eingeengt. In den Kindergarten ging ich noch gern, aus der Zeit habe ich sogar noch zwei Kollegen bis heute. Aber schon die erste Lehrerin war mühsam, das war eine Sklaventreiberin.

Als ich zwölf war, liessen sich meine Eltern scheiden, und der Vater zog aus, zu seiner Freundin. Mit ihr lebt er noch heute zusammen. Die dritte Grundschulklasse musste ich wiederholen, das war in der Zeit der Scheidung. Ich machte eine Lehre als Autospengler. Mit 21 begann ich mein eigenes Leben, in allem. Ich hatte eine eigene Wohnung und eröffnete mein eigenes Geschäft. Das war mein Plan gewesen, schon in der Lehre. Ich habe alles ohne fremde Hilfe geschafft!

Druck durch die Familie

Ich arbeite von Montag bis Freitag von 7 Uhr morgens bis 6 Uhr abends. Die Arbeit vergeht mir meistens wie im Flug, da ist mir nie langweilig. Ich glaube nicht, dass sie eine Ursache für mein Kopfweh ist. Der Druck kommt eher von meiner Familie. Zur Zeit sind meine Schwiegereltern da, sie kommen aus Süditalien. Etwa vier Wochen im Jahr leben sie bei uns. Das ist hammerhart für mich, ein Stress. Ich sollte immer präsent sein.

Dann das Baby. Das Mädchen ist fünf Monate alt und ein Schreihals. Sie bedeutet einen Riesenaufwand für meine Frau und eine Einschränkung für mich, für unsere Ehe. Meine Frau ist gleichzeitig unterfordert, vermisst ihren früheren Job. Zeit für mich selber und Zeit, um mit meinen Kollegen zu sein, habe ich kaum noch. Für mein Lebensgefühl gibt es ein Wort: Unzufriedenheit.

Unzufriedenheit

Die angeleitete Körperwahrnehmung letzthin war mühsam und langweilig. Allein mache ich das sowieso nicht. Zudem stören mich meine Kopfschmerzen immer mehr. So ab Donnerstag, Freitag geht's meistens los. Wenn ich erwache, sind die Schmerzen schon da, kommen über Nacht. Ich nehme dann mein Schmerzmittel, und nach etwa zwei Stunden ist das Kopfweh weg.

Aber an den Tagen, an denen ich kein Kopfweh habe, spüre ich eine zunehmende Unsicherheit: Wie gross ist das Risiko des nächsten Anfalls? Ich werde immer vorsichtiger und mache für die Wochenenden nichts mehr fest ab.

Vorschmerzphasen

Ja, ich kenne auch Vorschmerzphasen. Bevor das Kopfweh einsetzt, fühle ich mich komisch, nicht normal, aber es ist zum Aushalten. Mir scheint, die Zeit vergehe dann langsamer. Ich habe weniger Energie beim Arbeiten als sonst. Und ich bin ungeduldiger, nerviger, reizbarer. Ich musste auch schon erbrechen, so übel war mir.

Was ist positiv in meinem Leben? Zum Beispiel meine Träume. Ich träume gern. Die Verdauung ist auch okay. Ich spiele etwas Golf, das hilft mir gegen den Stress. Ich spiele auch gerne mit dem Kind, etwa zwei bis drei Stunden pro Woche. Was mich ebenfalls befriedigt, sind die zwei bis drei Stunden am Wochenende, wenn ich meine Rechnungen schreibe.

Wenn ich drei Wünsche frei hätte, wären es diese: erstens kein Kopfweh, zweitens genügend Aufträge und Arbeit und drittens, dass das Kind immer wohlauf ist.

Ich will ein langes Leben ohne Krankheit, genau so wie meine Urgrossmutter. Sie ist 90 und immer noch topfit. Ich hoffe, die Zeit ist auf meiner Seite: Wenn ich älter werde, so in zehn Jahren vielleicht, kann ich alles »cooler« nehmen.

Leben, als ob nichts wäre

Wie kann und soll das jetzt weitergehen?! Etwa acht- bis zehnmal pro Monat nehme ich Schmerzmittel. Dazu seit vielen Monaten täglich das Basismedikament. Von dem merke ich nichts. Im Grunde ist das Kopfweh immer noch gleich wie letztes Jahr, als ich zum ersten Mal kam. Ich nehme mein Schmerzmittel, meine Rettung, ohne Zögern. Ohne das würde ich glatt zwei Tage pro Woche verlieren. Mit einem Schluck Wasser aus dem Hahn spüle ich die Tablette runter. Und dann: weiterleben, als ob nichts wäre. Anders geht es für mich nicht. Ich und der Schmerz allein in einem Raum, das halte ich nicht aus! Was meine Umgebung betrifft, so mag niemand mehr etwas vom Kopfweh hören. Ich kann und will mich durch das Kopfweh nicht ins

Hintertreffen bringen lassen. Es ist schon so: Die Schwachen sterben, die Starken überleben!

Was die Therapie angeht, so habe ich viel investiert. Es hat überhaupt nichts gebracht für mein Kopfweh. Ausser das neue Schmerzmittel, das wirklich hilft. Aber ich komme immer wieder hierher, weil Sie der Einzige sind, der das überhaupt hören will und etwas davon versteht.

»*Limbus:*
In der römisch-katholischen Theologie der Aufenthaltsort für Seelen, die nicht ins Himmelreich dürfen, aber nicht selbst daran schuld sind. Der Name *Limbus* (lateinisch: Saum, Rand) entstand aus dem alten Glauben, dass der Ort am Rand der Hölle liege. Obwohl die Existenz des *Limbus* in der Theologie häufig diskutiert wird, gibt es in der römisch-katholischen Kirche keinen offiziellen Standpunkt zu diesem Thema.«

(Microsoft Encarta 98 Enzyklopädie)

23. In welchem Zustand? Die unerreichbare Welt der anderen

Die Frau ist 40 Jahre alt, verheiratet und hat drei Kinder, das älteste aus einer nicht ehelichen Beziehung im Ausland. Die ärztliche Diagnose lautet auf chronifizierte Migräne ohne Aura. Von aussen gesehen erscheinen die Frau, ihre Kinder und ihr derzeitiges Leben mit Mann und Haus nicht nur normal, sondern zufrieden und souverän.

Existentielles Ungemach

Während die Schmerztherapie und ihr Kopfweh sich gut vertrugen, zeigten sich andererseits Umrisse eines existentiellen Ungemachs, das weit über den Inhalt dieser paar Stunden hinausging. Im Kontrast zum Bericht »Ausser Kontrolle« ist hier nicht das Kopfweh im Zentrum, sondern die Meisterung des täglichen Lebens. Und im Kontrast zum Bericht »Zwischenräume und Grenzen« steht hier nicht eine einzelne Tragödie in Verbindung zum Kopfweh, sondern eine jahrzehntelange Verkettung verschiedener Lebensumstände und Ereignisse.

Jahrzehntelange Verkettung

Eigentlich müssten die Fragen, was die Sitzungen der Schmerztherapie mir gebracht haben, und das Was nun? und Wie weiter? noch diskutiert werden. Menschen, von denen Zuwendung gut wäre, haben keine Zeit. Ich merke, ich brauche eine intensive Betreuung.

Da ist einmal die medizinisch-medikamentöse Versorgung. Ich unterzog mich zusätzlich einer Akupunktur-Behandlung bei einem Homöopathen. Von ihm bekomme ich gelegentlich auch meine persönlichen, entsprechenden Mittel. Ich besuchte längere Zeit eine Gesprächstherapie bei einem Psychiater und hatte Kontakte mit anderen psychotherapeutischen Verfahren. Eine Maltherapie hat mir recht viel gebracht. Mein Zahnarzt entfernte mir vor drei Jahren das gesamte Amalgam. Ich bin auch vertraut mit dem autogenen Training. Ein Apotheker versorgt mich mit alternativen Medikamenten verschiedener natürlicher Heilmethoden: Da kenne ich fast alles. Damit mir rundum wohl ist, brauche ich regelmässig neun Stunden Schlaf.

Warum bin ich so stark belastet? Da sind Anforderungen und Probleme von aussen und da ist ein ständiger Druck von innen. Woher kommt das

Eingeklemmt zwischen Verpflichtungen

alles? Ich fühle mich eingeklemmt zwischen all den Verpflichtungen. Mein Herz schmerzt auch. Das Suchen und Ringen um Partnerschaft und Liebe dauert an bis heute.

Der Beginn meiner Migräne vor 20 Jahren fällt ja zusammen mit der Zeit meiner unglücklichen grossen Liebe zu einem verheirateten Mann. Meine depressiven Phasen und die Migräne stehen mit Sicherheit in einer Beziehung.

»Hypersensibel«

Und da ist noch ein ungelöstes Problem, von dem ich ab und zu sogar träume: Was ist eigentlich meine Berufung, mein Beruf? Von Kind an galt ich als überempfindlich. »Hypersensibel« war das Schimpfwort meiner Mutter für mich. Ich hatte immer zu viel wahrgenommen und mitgeteilt. Bisher habe ich keinen Weg gefunden, wie das positiv zu nutzen wäre. Jetzt heisst es oft, ich wäre kompliziert und verlangsamt. Ich möchte mich manchmal unsichtbar machen können!

Vergleiche ich mich mit anderen, die stetig und gleichmässig ihre Arbeit tun, dann frage ich mich, ob ich normal bin. Ich passe nicht in die gängige Landschaft. Ich passe nicht in dieses Klima und nicht in meine Nachbarschaft. Eigentlich suche ich nach der Methode, die mein Gleichgewicht wieder ins Lot bringt.

Kontrollzwang

Mit 15 überlebte ich eine Hirnhautentzündung. Mindestens seit damals habe ich eine unbezwingbare Angst vor Feuer und Bränden. Im Alltag wird das zu einem nicht unterdrückbaren Zwang. Ständig muss ich kontrollieren, ob zum Beispiel der Kochherd ausgeschaltet ist. Und das ist ein Doppelproblem: Die Angst vor dieser Angst macht mir ebenso zu schaffen. Damit fühle ich mich Aussenstehenden gegenüber total verunsichert. Ich mache dann innerlich zu und erwarte etwas, das so gar nicht möglich ist. Denn was ich vermisse und was in meinem Leben nie vorkommt, ist das: Dass ich getröstet werde.

Trostbedürftig

An diesem Beispiel wird für mich einmal mehr deutlich, dass Focusing vor allem eine Haltung meint – und nicht eine Technik oder ein bestimmtes Tun. In den Stunden der Schmerztherapie, die hier zusammenhängend präsentiert sind, ging es um Anerkennung und Wertschätzung. Das ist etwas grundsätzlich anderes als ein »Ernstnehmen« oder das »Eingehen« auf die Bedürfnisse dieser Frau.

Es wurde sehr bald klar, dass ich hier an eigene Grenzen stiess. Der freundschaftliche Focusing-Vorschlag, mit etwas Vagem oder Unbehaglichem neugierig-interessiert zu verweilen, enthält dazu ein weiteres Angebot. Es ist eine Einladung in den Raum des Aushaltens. Diese machtvolle Fähigkeit, etwas, das noch nicht fassbar, noch nicht begreifbar ist, auszuhalten: Das ist nicht nur Focusing, das ist vertrauensvolle Weisheit in allen Kulturen.

An den eigenen Grenzen

Als ich Kind war, lebte ich nah an einer Wiese mit Kirschbäumen. Auch wenn ich nach einigen Ernten bereits im Voraus wusste, was sich unter den Blättern entwickelte: Jedes Jahr blieb mir nichts anderes übrig, als die Zeit der reifen Kirschen abzuwarten. Bezeichnenderweise sagt das Beispiel lediglich etwas über meine Sicht als Fruchtgeniesser aus und verrät nichts über die Situation eines Kirschbaums.

! In einer sinnvollen Nähe bleiben, die eigene Wahrnehmung vertiefen, den Kontakt aufrechterhalten und als Fachperson das tun, was geboten ist: So ist das mit dem Aushalten hier gemeint.

»Eine einzigartige Ausnahme bildet die Geschichte der
Hildegard von Bingen (1098–1179), einer Nonne
und Mystikerin, die über aussergewöhnliche geistige
und literarische Fähigkeiten verfügte.
Von frühester Kindheit an bis zum Ende ihres Lebens
hatte sie zahllose ›Visionen‹ ...
Ein sorgfältiges Studium dieser Schilderungen und
Bilder lässt keinen Zweifel an ihrem Ursprung:
Sie waren eindeutig durch Migräne hervorgerufen...
Weil diese Visionen von Ekstase von einer tief empfun-
denen göttlichen und geistigen Bedeutung erfüllt waren,
trugen sie entscheidend dazu bei, dass *Hildegard* ihr
Leben dem Gottesdienst und der Mystik widmete.
Sie stellen ein einzigartiges Beispiel dafür dar, wie ein
physiologischer Vorgang, der für die allermeisten
anderen Menschen banal, unangenehm oder
bedeutungslos wäre, bei einem Menschen, dessen
Bewusstsein ihn von der breiten Masse abhebt,
zur Grundlage höchst ekstatischer Inspirationen
werden kann.«

(*Oliver Sacks*, Neurologe, in: Migräne, 1970 und 1992)

24. Wenigstens normal! Von verändertem Wahrnehmen

Unverständnis, Ablehnung, Drohungen

Einige Kopfwehmenschen haben von Erfahrungen gesprochen, die sie nicht so leicht mitteilen. Von Erlebnissen, oft seit der Kindheit, die in der unmittelbaren Umgebung stets auf Unverständnis oder Ablehnung oder gar Drohungen stiessen. Das Gemeinsame der Beispiele ist eine andere Art der Wahrnehmung. Anders als die Art, in der wir üblicherweise das kommunizieren, was wir sehen, hören, empfinden. Daraus kann ein Druck entstehen, der den ganzen Menschen prägt.

Es scheint da einen Zusammenhang mit manchen Kopfschmerzattacken zu geben. Vermutlich in einer Weise, wie es *Oliver Sacks* in seinem Zitat *Hildegard von Bingen* zuschreibt. Wenn auch meistens nicht in dieser ausgesprochen spirituellen Dimension. Falls Ihnen solches geläufig ist: Hier sind drei Berichte dazu. Das Phänomen passt gut zu dieser Sorte Schmerzen, denn beide sind aussergewöhnlich und bis heute rational nicht wirklich fassbar. Doch die Feststellung sei erlaubt: Wenigstens ist das normal!

■ *Berufstätige Ehefrau und Mutter, 55:*
Seit meinem zehnten Lebensjahr kenne ich die Migräne. Eine lange Zeit blieb es bei etwa einem Anfall pro Monat. Doch seit drei Jahren leide ich an rund 20 Tagen im Monat an Kopfschmerzen. Die Anfälle dauern jeweils zwei bis drei Tage. Es gibt einen Teil in mir, der viel, ja zu viel wahrnimmt. Vor allem von Menschen und ihren Räumen. Das geschieht im Alltag, aber auch unter besonderen Umständen.

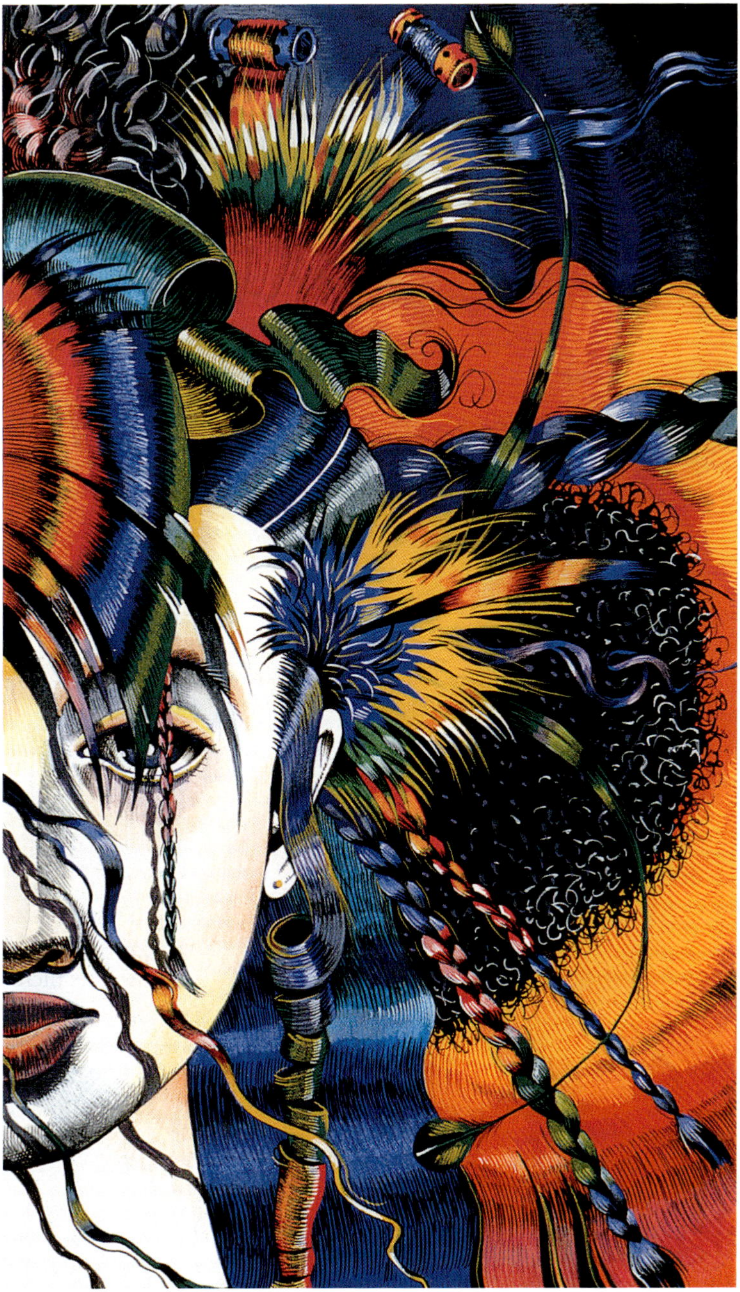

Für gewisse Menschen stehen die Kopfschmerzen auch in Verbindung mit einer anderen Art von Wahrnehmung

Vor zwei Jahren waren wir, mein Mann und unsere Tochter, auf einer Reise durch Südamerika. In Machu Picchu, der Inkastadt in Peru, gibt es einen speziellen Stein in einer Tempelruine. Alle Touristen gehen dorthin. Unser Führer erzählte von diesem Stein, dass er Kräfte habe und so. Jedenfalls habe ich meine Hände auf den Stein gelegt. Ich habe eine intensive Wärme gespürt, eine Energie in meinem ganzen Körper, ein Wohlbehagen.

Doch in mir gibt es einen andern Teil, der eben das nicht wahrhaben will. Aus verschiedenen Gründen. Diese beiden widerstrebenden Teile in mir auszuhalten, ist extrem belastend für mich. So oft finde ich mich in einer solchen Situation von Entweder-oder: Teile ich etwas mit oder behalte ich es für mich?

Entweder-oder-Situation

Zusätzlich zu den Kopfschmerzen, in Verbindung damit, ist es mir schon passiert, dass ich mir dann irgendwie wehtat. Ich habe mich beim Gemüserüsten mit dem Messer geschnitten. Ich bin auf einer Treppe gestürzt. Das Training der Körperwahrnehmung, besonders der Kontakt zum Boden, tut mir gut. Denn ich fühle mich schon in der Klemme: Ich kriege was aufs Dach, wenn ich sage, was ich sehe, was ich denke. Also ziehe ich mich zurück.

■ *Berufstätige, verheiratete Frau, 56:*

Was habe ich nicht schon alles versucht, um mit meinen Kopfschmerzen klarzukommen! Nichts war bisher wirklich erfolgreich, nicht für längere Zeit. Es begann mit 14 Jahren, und die Migräne wurde ein Teil von mir. Ich lernte so mit ihr zu leben, dass ich den Anfällen mit Medikamenten mindestens die Spitze brechen konnte. Aber seit vier Jahren gerät dieses Systems ausser Kontrolle. Die Anfallsmedikamente wirken nicht mehr oder nicht mehr genügend. Die BONAM-Übung hat mir in den vergangenen Wochen eine alte Erkenntnis bestätigt: Aus meinem Körper kriege ich nichts raus! Er hat mir noch nie eine Antwort gegeben. Keine Informationen, nichts! Da müssen mir andere sagen, was los ist.

Die BONAM-Übungen

Aber es ist nicht so, dass meine Wahrnehmung nicht funktionierte. Im Gegenteil: Ich bin extrem logisch und muss immer verstehen, was Sache ist. Und auf der andern Seite habe ich ein langjähriges Interesse an allem Paranormalen. Ich spüre, dass ich von anderen Menschen oft mehr aufnehme, als mir gut tut.

Interesse an Paranormalem

Ganz krass ist das in einem Flugzeug. Auch wenn ich niemanden ansehe, mich in meinem Sitz verkrieche und eine Augenbinde anziehe, werde ich wie bombardiert von der Ausstrahlung der andern Passagiere. In einem solchen geschlossenen Raum bekomme ich unweigerlich eine heftige Migräne.

Doch das sind zwei Welten und zwei Seiten in mir, die ich auseinander halten muss. Mein Mann zum Beispiel, ein Techniker und Professor, will nichts hören von medialen Fähigkeiten. Ich fühle, dass ich unter einer enormen Spannung stehe. Nachts knirsche ich mit den Zähnen. Ich bin in Behandlung deswegen. Manchmal, wenn ich amerikanische Komödien auf der Leinwand sehe, muss ich weinen. Ich finde das zum Heulen traurig. Es sind so viele verschiedene Seiten in mir! Und einige passen überhaupt nicht zusammen. Das gibt mir ein Gefühl von Frustration und Verzweiflung. Am liebsten würde ich aufgeben!

■ *Berufstätiger Ehemann und Vater, 49:*
Ich bin mit beidem vertraut, mit Migräne und Kopfschmerzen vom Spannungstyp. An etwa zwölf Tagen im Monat leide ich an Kopfweh. Behandlungen kenne ich viele. Dank meiner Frau habe ich vor zehn Jahren eine Therapie mitgemacht, die ich sehr positiv erlebte. Es ging da um ein Verteilen der Energiefelder im Körper. Daran muss ich in letzter Zeit wieder öfters denken, denn zu meinen Kopfschmerzen haben sich eine Reihe neuer Symptome gesellt.

Verteilen der Energiefelder im Körper

Wenn ich mich während einer leichteren Migräneattacke zurückziehe und über das Kopfweh nachgrüble, empfinde ich oft auch etwas im Magen, das ich als »Gefühlsschmerz« umschreiben möchte. Es ist ein Schmerz ähnlich wie der, als unser ältester Sohn auszog. Und manchmal spüre ich zusätzlich eine Art Schmerz in der Herzgegend. Der ist mir unbekannt. Ich spüre mein Herz klopfen. Ich spüre den Puls.

»Gefühlsschmerz«

Mit den Übungen zur Selbstwahrnehmung über den Körper bin ich recht erfolgreich. Inzwischen ist mir nämlich etwas deutlich geworden, das ich eigentlich schon immer so empfand: Die Eigengeräusche meines Körpers lösen in mir ein Unbehagen aus. Knorpelknirschen, Gelenkeknacken, aber vor allem das Pulsklopfen. Mir wird unwohl, ich werde unruhig und spüre den Impuls, das abzustellen. Auch die körperliche Nähe anderer kann mir auf diese Weise zu viel werden. Körpergeräusche anderer sind mir ebenso unbehaglich.

Körpergeräusche

Vor allem immer wieder der Puls. Ich will ihn nicht fühlen, weder bei mir noch bei andern. Ich mag ihn nicht einmal sehen, etwa an einer Schlagader unter der Haut. Er verweilt mit dieser Erkenntnis und den Gefühlen dabei. Dann sagt er unvermittelt: Stethoskop-Geräusche! Wissen Sie: Ich bin ein eineiiger Zwilling. Natürlich, der Herzschlag! Ich hörte wohl beide Herzen schlagen damals, das meiner Mutter und das meines Bruders.

Schon immer habe ich auf andere mit bestimmten, starken Gefühlen reagiert, vor allem auch im Körper. Gerade wieder vor kurzem, in einem Qualifikationsgespräch mit einem Untergebenen. Und für mich selber ist mein eigener Freiraum ein Lebensthema, seit ich denken kann. Mein Kopfweh fühlt sich oft an wie eine Käseglocke, die über mich gestülpt ist. Ich fühle mich dann distanziert von meiner Umgebung.

Das ist doppelt unangenehm. Das Gefühl hemmt mich, verzögert Aktivitäten, die möglich und auch wünschbar wären. Und es löst in meiner Umgebung, primär in der Familie, aber auch im Beruf negative Reaktionen aus. Vor allem akustisch bin ich dann, wie mit einer wirklichen Glasglocke über Kopf und Schultern, weniger empfindsam und weniger ansprechbar.

Mein Ziel ist es seit der Pubertät herauszufinden, warum ich lebe, was mein Lebensthema ist. Im Kopf weiss ich, was ich will. Aber zwischen diesen

»Warum ich lebe?«

Gedanken, meinen Gefühlen dazu und dem körperlichen Befinden stehen die Alltagspflichten wie eine massive Mauer.

Die Philosophie des Focusing sagt, dass es sinnvoll und heilsam sei, mit dem zu verweilen, was gerade ist, und zwar über das eigene Körpergefühl dazu. Die Beispiele zeigen, dass der Körper nicht nur der Raum ist, in dem die einzelnen persönlichen Seiten ihren Ausdruck finden, sondern auch der Ort, wo die eigenen Widersprüche aufeinander prallen.

Ein Trainingsziel des Focusing besteht darin, diese Selbstverständlichkeit dem eigenen Denken zu Gemüte zu führen. Die logische Entweder-oder-Haltung kann um eine körperliche Wahrnehmung des Und erweitert werden. So braucht kein Teil abgespalten oder verdrängt zu werden. Und der persönliche Freiraum für einen notwendigen Entscheid wird eher grösser.

»Der Schmerz wird nicht kleiner.
Man wird nur besser darin, ihm zu begegnen.«

(*Peter Høeg:* Der Plan von der Abschaffung des Dunkels, 1995)

IV Weitere Informationen zum Thema

Training der körperlichen Wahrnehmung: Die BONAM-Methode

Berühren: *Deutliches,* Wahrnehmen von Körperteilen im Kontakt mit einer Unterlage, dem Sessel oder Bett
Undeutliches, z.B. Erkennen der Kleider, der Stoffe, die auf der Haut aufliegen
Gewusstes, das zunächst gar nicht spürbar ist, z.B. Uhr, Fingerringe oder Ohrstecker
Tipp: Mit der Aufmerksamkeit »vor Ort« verweilen, bis eine Empfindung allmählich deutlicher wird.

Ohren: *Hören* von entfernteren Geräuschen, dann von Zimmergeräuschen, schliesslich von Eigengeräuschen
Verfolgen, wie das Gehör Geräuschen folgt
Vergleichen, wie das linke und rechte Ohr Töne empfangen und verbinden
Tipp: Ein schwaches Signal herausfiltern und darauf lauschen, bis es erkennbar wird.

Nase: *Riechen* von erkennbaren Gerüchen
Aufnehmen, wie einem die Atemluft vorkommt
Vergleichen, wie viel Luft links und rechts einströmt
Tipp: Mit der Wahrnehmung einer Geruchsfährte nachgehen

Augen: *Sehen* von Licht und Schatten, Wahrnehmen von Kontrasten und Bewegungen
Empfinden, wie Farben im Moment aufgenommen werden, wie sie wirken
Vergleichen, ob die Augen unterschiedlich wahrnehmen: Gesichtsfeld, Licht, Schärfe
Tipp: Als Variante durch die geschlossenen Lider schauen

Mund: *Schmecken* bekannter Aromen, z.B. nach Kaffeetrinken oder Zähneputzen
Feststellen, wie es sich in der Mundhöhle gerade anfühlt, z.B. eher trocken oder feuchter als gewohnt
Wahrnehmen, wie sich die Zunge anfühlt, wie sie liegt
Tipp: Mit der Aufmerksamkeit im Mund verweilen, ohne die Zunge zu bewegen

In einem weiteren Trainingsschritt fragen Sie sich zu jedem Ihrer fünf Körpersinne:
Wie fühle ich mich damit?
Wie geht es mir bei dieser Wahrnehmung?
Beurteilen Sie das momentane Ergebnis in diesen beiden Kategorien:
angenehm/wohl? oder unangenehm/unwohl?

Erweiterte Form der BONAM-Methode

www.bonam.zz
Die Ähnlichkeit mit einer Internet-Adresse ist gewollt:
Sie »besuchen« sich hier selber. Die Reise durch Ihren Körper sowie die Wahrnehmung Ihrer Befindlichkeit und Energien erhöhen mit der Zeit Ihre Immunkompetenz und erweitern Ihren Reaktionsspielraum.

Wärme: *Deutliches Wahrnehmen,* z.B. Temperatur von Händen, Füssen sowie der Umgebungstemperatur
Durch den Körper schweifen und unterschiedliche Temperaturempfindungen feststellen
Überprüfen: Wie angenehm oder unangenehm fühlt sich meine Körpertemperatur jetzt in dieser Umgebung an?

Wohlbehagen: Wie geht es mir jetzt? Wie fühle ich mich gerade?
Die persönliche *»Normalline« nutzen:* Ist mir jetzt wohl/unwohl, gemessen an dem, was für mich normal ist?
Und so das persönliche *»Normalband« schrumpfen,* um Abweichungen nach oben/unten präziser festzustellen

Wünsche: *Körperlich:* Was für Impulse spüre ich jetzt gerade?
Inneres Erleben: Was würde ich im Moment am liebsten tun oder auch lassen? Sind Wünsche deutlich?
Überprüfen: Welche Impulse sind echt meine eigenen?

Zusammenziehen oder *ausdehnen?*

Körperlich: Ist da ein Impuls, mich einzurollen oder Arme und Beine von sich zu strecken?
Inneres Empfinden: Ziehe ich mich auf einen Punkt zurück oder schweife ich herum?
Energie: Habe ich ein Gefühl von dicht, solid, kompakt oder fühlt es sich eher luftig, verdünnt, geräumig an?
Überprüfen: Wie passt diese Energie zu dem, was ich gerade tue oder vorhabe?

Zentrum *des Wohlbehagens?*

Körperlich: Wo ist gerade mein deutlichstes Wohlbehagen? Wo im Körper stimmt alles?
Inneres Empfinden: Wo ist meine Energie am klarsten? Wo kann ich sie spüren und benennen?
Überprüfen: Wenn im Körper kein Ort deutlich wird: Was frisst mir zur Zeit die meiste Energie?

Zum Trainingsaufwand:
Für jede Einheit nehmen Sie sich eine Minute Zeit, also zehn Minuten für das ganze Programm.
Idealerweise zweimal täglich.
Wenn Sie weniger Zeit haben, wählen Sie ein Drei-Minuten-Programm:
Beginnen Sie mit Ihrem Favoriten von BONAM und überprüfen Sie Wohlbefinden und Wünsche.

»Wenn ich zwei, drei Monate so stresse,
sagt mein Körper:
Massimo, bitte, ich kann nicht mehr, ich unterstütze
dich nicht mehr.
Dann wird er anzüglich und sagt: Komm, wir gehen
ins Bett!
Wir besprechen alles und schlafen dann zusammen,
mein Körper und ich.
Wenn ich ›auferstehe‹, kann ich weiterfahren mit dem
Mich-selber-Ausnützen.
Für mich ist die Migräne das rote Licht, die Notbremse.«

(*Massimo Rocchi*, Komiker, Preisträger des
»Salzburger Stiers«, 1997)

Schmerzliteratur. Kommentierte Bücherliste

Die aufgeführten Bücher sind ein persönlicher Mix zum Thema in einem erweiterten Sinn. Die Auswahl geschah mit der Absicht, ein grösseres Bild anzubieten. Mit Ausnahme von *Oliver Sacks* finden Sie keines dieser Werke unter den Stichwörtern Kopfschmerzen oder Migräne.

BRADSHAW, JOHN: *Das Kind in uns.* Droemer Knaur, München 1992 (inzwischen auch als Taschenbuch erschienen):
Für verletzte Kinder, die als Erwachsene verstehen und heilen wollen. Schmerzen vor dem grösseren Hintergrund der persönlichen Entwicklung.

BUZAN, TONY: *Kopftraining.* Anleitung zum kreativen Denken. Tests und Übungen. Goldmann, München 1984 (Taschenbuch):
Hier wird auch die in manchen Abschnitten erwähnte Technik des Mind-Mapping praktisch nachvollziehbar erläutert.

DUBOIS, PIERRE: *Die grosse Enzyklopädie der kleinen Leute.* Edition Kunst der Comics, Sonneberg 1994:
Vergnügliches Erweitern der Modelle von Persönlichkeit und Typen. Starkes Gegenmittel bei Zwang zum Klassifizieren.

GENDLIN, EUGENE T.: *Focusing.* Rowohlt, Reinbek bei Hamburg 1998 (Taschenbuch):
Lektüre und Anleitung zum aufschlussreichen Kontakt mit dem eigenen Körper. Vom Begründer und Philosophen des Focusing.

HERRERA, HAYDEN: *Frida Kahlo.* Malerin der Schmerzen. Rebellin gegen das Unabänderliche. Fischer, Frankfurt am Main 1994 (Taschenbuch):
»Viva la vida« (Es lebe das Leben): Abschiedsgruss von Frida Kahlo nach einem überwältigenden Leben und Leiden.

KURTZ, RON, UND JOHANSON, GREG: *Sanfte Stärke.* Heilung im Geiste des Tao-te-king. Kösel, München 1993:

Praxisbeispiele für Patienten und Therapeutinnen gleichermassen: So geht Hakomi als körperorientierte Psychotherapie (auch) mit Schmerz und Leid um. Vom Begründer der Methode selber.

O'HALLORAN, MAURA: *Im Herzen der Stille.* Aufzeichnungen einer Zen-Schülerin. Wolfgang Krüger Verlag, Frankfurt am Main 1995:
Umgang mit Schmerzen auf die harte Tour, in einer alten spirituellen Tradition der Geringachtung des Körpers. Auch als Vision gegen Schmerzen jeder Art.

SACKS, OLIVER: *Migräne.* Rowohlt, Reinbek bei Hamburg 1994 (überarbeitete und erweiterte Fassung; inzwischen auch als Rowohlt Taschenbuch erschienen):
Für Fachleute und betroffene Laien. Ein schon klassischer Wälzer, der Spass macht, mit vielen Beispielen.

SCHULMAN, AUDREY: *Die Farben des Eises* (Roman). Wolfgang Krüger und Fischer Verlag, Frankfurt am Main 1995:
Schmerzen erleiden – und die Angst davor. Über unvorstellbare Kälte, fremdartige Menschen, Eisbären und das nackte Überleben von Abenteuern.

WEISER CORNELL, ANN: *Focusing – Der Stimme des Körpers folgen.* Anleitungen und Übungen zur Selbsterfahrung. rororo Sachbuch 60353. Reinbek bei Hamburg, Mai 1997:
Praktisch und nachvollziehbar wird beschrieben, wie man mit seinen unterschiedlichen Seiten in Kontakt und in eine innere Beziehung treten kann und das dann in der Kommunikation, im Begleiten einer Person, umsetzt. Von der international bekanntesten Focusing-Trainerin und Autorin.

»Wer je einen Specht beim Zimmern beobachtet hat, wird sich wohl zwangsläufig gefragt haben, wie ein Kopf diesen rüden Gebrauch als Schlagwerkzeug unbeschadet überstehen kann.
Verständlich, dass daher die Assoziation von Specht mit Schädelbrummen Eingang in die magisch orientierte Volksmedizin unserer Altvorderen gefunden hat.
Als Massnahme gegen Kopfweh ist jedenfalls die Anwendung eines verlassenen Grünspechtnests, mit einem Tuch auf das schmerzende Haupt gebunden, überliefert.«

(*Christian Speich*, Weltwoche, 1995)

Adressen: Focusing und Schmerztherapie

IFI - International Focusing Institute New York
34 East Lane
Spring Valley, NY 10977
Tel./Fax 001 914 362 52 22
Internet: www.focusing.org

Hinweis: *Auf den Internet-Seiten des Instituts finden Sie neben ausführlichen Informationen zu Focusing die Adressen aller Focusing-Institute und -Organisationen sowie der meisten zertifizierten Focusing-Trainer weltweit.*

FZK - Focusing Zentrum Karlsruhe
Schillerstrasse 89
Postfach 1109
D-76352 Weingarten (Baden)
E-mail: fzk@focusing.de
Internet: www.focusing.de

Hinweis: *Das FZK wird hier besonders aufgeführt, weil es zusammen mit dem Klinikum in Karlsruhe auch im Bereich der Schmerztherapien arbeitet.*

Swiss Migraine Trust Foundation
Förderverein Migraine Action
Postfach 211
CH-4103 Bottmingen
Kopfwehtelefon: 061 423 10 80
Dienstag bis Donnerstag von 09.00 bis 12.00 Uhr

Hinweis: *Das so genannte Kopfwehtelefon wird von Fachleuten betreut und ist vor allem für Betroffene gedacht. Es wurde von einer Gruppe engagierter Ärzte und Apotheker geschaffen.*

Kopfwehsprechstunde

Neurologische Klinik
Universitätsspital Zürich
Frauenklinikstrasse 26
CH-8091 Zürich
Telefon: 01 255 55 14
E-mail: info@kopfwww.ch
Internet: www.kopfwww.ch

Hinweis: *Spezialsprechstunde zur Abklärung und Behandlung von Migräne, Spannungskopfweh und anderen Kopfschmerzarten. Anwendung von medikamentösen wie auch nicht-medikamentösen Therapien. Anmeldung nur durch ärztliche Überweisung. Der Leiter der Abteilung, Dr. med. Reto Agosti, ist Neurologe und zertifizierter Trainer des Internationalen Focusing-Instituts New York.*

Autor-Kontakt

Daniel Bärlocher
E-mail: kuma@bearpause.org
Internet: www.schmerztherapie.ch

Hinweis: *Wenn Sie von Kopfschmerzen betroffen sind, finden Sie in der Website weitere Trainingsmodule zum Herunterladen. Als Fachperson können Sie sich vertieft über die wissenschaftlichen Annahmen unserer Schmerzpsychotherapie informieren.*

»Schöpferische Gemüter haben immer gewusst,
wie sie jede Art von schlechter Erziehung überleben.«

(*Anna Freud*, Psychoanalytikerin und Tochter, 1895-1982)

Danksagung

Danke den Kopfwehmenschen, die mich immer wieder mitnahmen auf Reisen in ihrer Welt: Aus verständlichen Gründen kann ich sie hier nicht namentlich aufführen.

Danke an meine Partnerin und Erstleserin, *Annette Kindlimann*: Als Focusing-Trainerin, Pflegefachfrau und mehr ist sie mit dem hier beschriebenen Weltsystem innig vertraut.

Danke an *Hansruedi Isler*, meinen Lehrer, Supervisor und Mentor: In seiner klinisch-medizinischen Praxis wurden mir auch die intergalaktischen Knotenpunkte zugänglich und verständlich.

Danke an *Ann Weiser Cornell*, meine furchtlose, begeisterte Focusing-Lehrerin: Mit ihrer gewährenden Art nährte sie meinen Ehrgeiz, das Beste anzustreben.

Danke an *Rolf Aeberli*, Partner in der Schmerztherapie, Kontrastperson und Freund: Wo Neugierde und Erfahrung derart vereint sind, da können Visionen gelebt werden.

Danke den Ärztinnen und Ärzten, die unsere Schmerztherapie von Anfang an aktiv unterstützten: Die Zusammenarbeit mit solchen interdisziplinären Profis ist ein Gewinn für alle Beteiligten.

Danke an *Heike Wilhelmi*, meine Agentin, ohne die das Manuskript noch heute auf seine Buchwerdung warten würde.

Daniel (Kuma) Bärlocher

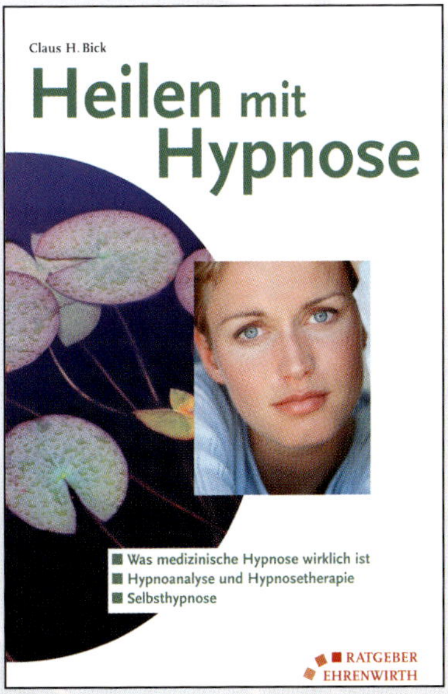

Claus H. Bick
Heilen mit Hypnose
Was medizinische Hypnose wirklich ist
Hypnoanalyse und Hypnosetherapie
Selbsthypnose
RATGEBER EHRENWIRTH